콩필라테스
제로 **홈트**

하루 10분 자세 교정으로 숨은 라인을 되살리는

콩필라테스 제로 홈트

ZERO

김은지 지음

 시간
 기구
 지방
ZERO!

포레스트북스

내 몸과 인생을 바꾼 하루 10분 제로 홈트

건강하고 탄탄한 몸. 한때 저는 이런 몸과 거리가 멀었어요. 운동도 숨쉬기밖에 할 줄 몰랐고, 어쩌다 헬스장에 등록해도 운동은커녕 사용료만 기부하던 정도였으니까요. 오늘 저녁에 운동을 다짐하다가도 친구가 놀자고 하면 금세 '오늘만 먹고 내일부터 운동해야지'라고 생각하던 사람이었거든요.

그런 제가 운동을 하게 된 건 쇼핑몰 피팅 모델이 되겠다는 작은 목표 하나 때문이었어요. 게다가 성인이 된 뒤로 술과 야식을 즐기느라 살이 쪘거든요. 하지만 운동을 어떻게 해야 하는지 모르고 어설프게 요행만 바라던 저는 한두 달 안에 약 5kg을 빼겠다며 무조건 굶기만 했어요. 지금 생각하면 모든 것이 잘못됐죠. 원래 정상 체중이었고, 단기간에 아무 노력 없이 5kg 이상을 빼는 건 사실상 불가능한 일이니까요.

사실 짧은 시간 안에 살이 빠지기는 했어요. 하지만 굶어서 뺀 살은 다시 음식을 먹는 순간 원점으로 돌아왔고 요요현상까지 찾아왔어요. 심지어 극단적으로 먹는 양을 줄이는 바람에 최악의 상황을 맞이했어요. 식욕이 비정상적으로 증가하면서 급격하게 살이 찌기 시작했죠. 그때 마음만 앞섰던 저는 해선 안 될 일을 하고 말았어요. 먹은 것을 뱉어내기 위해서 입에 손가락을 넣고 억지로 토를 했어요.

몸과 마음이 무너지던 순간, 저를 다시 태어나게 해준 건 바로 '운동'이었어요. 그간 멀리했던 운동에서 모든 문제의 답을 찾았어요. 먹고 토하는 대신 조금씩 운동하고, 건강한 음식을 먹기 시작하자 몸이 서서히 회복되었어요. 그때 제가 효과를 본 운동이 '필라테스'예요. 헬스, 요가, 러닝 등 여러 운동을 해도 효과 대신 통증만 얻다가 필라테스를 통해 자세 교정으로 만성 통증도 해결하고, 무너진 건강도 되찾고, 탄탄한 몸매까지 얻게 됐죠.

그래서 이 책의 제로 홈트는 제가 여태 해본 운동 중에서 가장 효과가 좋았던 동작만 모은 것이에요. 비싼 기구도 필요 없고, 오랜 시간 할 필요도 없지만, 지방만 확실하게 태워주는 4주 운동으로 구성한 플랜이에요. 저는 이제 여러분도 눈 딱 감고 하루 10~20분만 운동에 투자해보면 좋겠어요.

시간 ZERO = 오랜 시간 할 필요 없이, 10분 동작

기구 ZERO = 비싼 기구, 비싼 운동 센터 등록 없이, 맨손 운동

지방 ZERO = 몸의 군살과 지방만을 확실하게 제거해주는 플랜

시간, 기구, 지방 그리고 여러분의 '조바심'도 제로로 리셋해주세요. 건강한 몸을 만들기 위해서는 오랜 시간을 투자하겠다는 끈기와 다짐이 필요해요. 늘 마음만 앞섰기 때문에 운동 계획과 다이어트가 실패하는 거예요. 급하게 살을 빼고 몸을 만들겠다고 생각하니까 작심삼일로 끝나고 마는 거죠. 이제 부담과 조바심을 내려놓고 편안한 마음으로 제로 홈트를 시작하세요.

운동은 처음부터 끝까지 완벽하게 따라 하지 못해도 괜찮아요. 중요한 건 가끔 운동을 빼먹게 돼도 '에이, 망했어. 그만할래' 하며 포기하지 않고 끝까지 해내는 것, 새로운 무언가를 도전했다는 것, 건강을 위해 시간과 노력을 들인 것이니까요. 저도 다이어트나 몸매 관리는 여전히 힘들어요. 맛있는 음식을 적당히 먹고 수저를 놓는 일도 어렵

고요. 하지만 운동은 절대 저를 배신하지 않고 보상을 준다는 사실을 잘 알고 있어요.

사실 저는 원래 메이크업을 전공했는데, 운동에 푹 빠지면서 직업까지 바꾸게 된 케이스예요. 지금은 하루라도 하지 않으면 몸이 근질거릴 정도로 운동은 가장 중요한 습관이 되었어요. 운동은 직업만이 아니라 제 인생을 바꾸어 놓았죠. 운동도 할 줄 몰랐고, 한때 폭식증까지 겪었던 제가 운동 강사가 될 줄은 상상도 하지 못했으니까요. 그러니까 여러분도 달라질 수 있어요.

시작이 반이라는 말처럼, 이 책을 펼친 순간부터 여러분은 이미 반은 시작한 거예요. 남은 반은 이제 제가 친절하게 알려드릴게요. 각자 책을 집어 든 계기는 조금씩 다르겠지만 모두 자신의 긍정적인 변화를 바라는 마음 하나만은 똑같을 거예요. 우리 하루 10분만 움직여봐요. 운동을 다짐한 첫날의 의지를 잊지 않으며 매일 꾸준히 하면 절대 어렵지 않아요.

끝으로 저를 지켜보고 응원해주는 구독자분들 덕분에 이 책이 나올 수 있었다고 생각해요. 언제나 사랑으로 저를 가르치고 늘 곁에 있어주는 어머니께 제일 감사드립니다.

콩필라테스 김은지

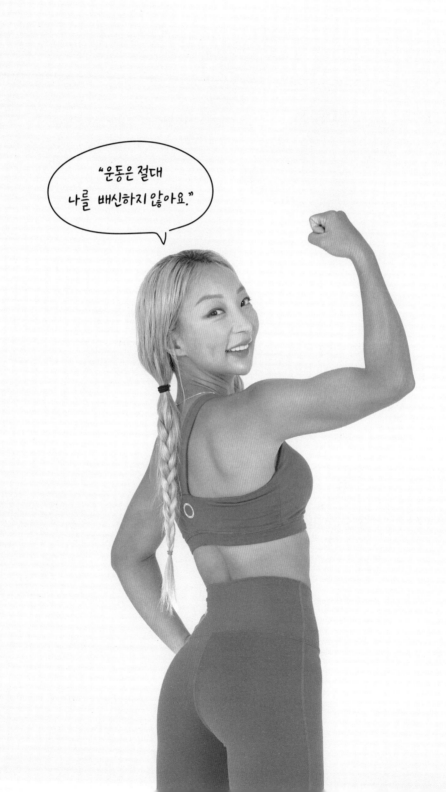

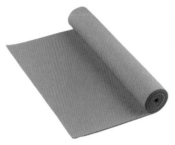

매트

기본 1인용 매트를 준비해요. 운동을
할 때 무릎, 손목, 발목 등 관절의 부상
을 막고 층간 소음 방지에도 도움이
돼요.

수건

일반 가정에서 쓰는 크기의 수건을
준비해요. 매트를 닦거나 땀을 닦을
때 사용해요.

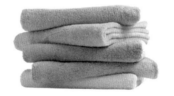

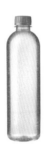

500ml 생수병

물이 채워진 생수병 두 개를 준비해요. 주로
손에 쥐고 운동을 할 거예요.

기본 운동 사이클

① 팔, 어깨
운동

② 배, 허리
운동

③ 엉덩이, 다리
운동

④ 유산소 운동
(체지방 빼기)

⑤ 전신 운동
(타바타˚ 운동)

⑥ 체형 교정
+ 코어 강화

⑦ 스트레칭

앞으로 4주 동안 상체에서 하체로, 그다음 전신으로 이어지는 운동을 할 거예요. 이렇게 몸의 밸런스에 맞춰 운동하는 것이 가장 효율적이에요. 효과도 크게 볼 수 있고 근육도 중간중간 쉬게 해줄 수 있기 때문이죠.

우선 운동을 시작하면 몸의 근섬유 조직에 손상이 가고 다음 날 근육통이 생겨요. 이때 중요한 것은 운동의 반복만이 아니에요. 집중적인 운동과 동시에 휴식 시간도 충분히 가져야 근성장이 잘 이루어지거든요. 그래서 이 책의 4주 운동은 상체와 하체 등 부위별로 나눠서 매일 다른 운동을 할 수 있게 구성했어요. 상체, 하체 운동을 한 다음에는 근육통을 풀고 체지방이 감소할 수 있도록 유산소 운동을 담았고, 그 뒤엔 전신 운동과 체형 교정, 스트레칭 등을 넣었답니다. 가장 효율적이면서 초보 홈트족이 아주 쉽게 따라 할 수 있는 과정으로 구성했어요. 그리고 각 주마다 운동 효과를 배로 높여줄 [WEEKLY MISSION]도 추가했어요. 매일 운동도 하고 미션도 꼭 지켜보세요.

운동 따라 하는 법

- 책에 안내된 과정이 전체 1세트이며, 좌우 번갈아 가며 동작하는 경우는 양쪽 모두 합쳐서 1세트입니다.
- 1세트를 마친 뒤에는 30초 쉰 다음 다음 세트를 시작해요.
- 모든 운동은 1세트씩 순서대로 진행한 뒤에 다시 첫 번째 동작으로 돌아가 다음 세트를 해요.

*타바타Tabata 운동

운동선수의 기능 향상을 위해 만든 운동법. 일반인 기준으로는 짧은 시간 안에 고강도 운동을 반복하는 것을 뜻해요. 이 책에서는 운동 초보도 쉽게 할 수 있게 정리했어요.

• 차례 •

1 PART

기본 준비 운동

2
PART

삐죽삐죽 튀어나온 군살 제거하기

3
PART

숨은 라인과 비율을 되찾는 루틴

4
PART

건강하고 탄탄한 몸 완성하기

콩필라테스 운동 Q&A

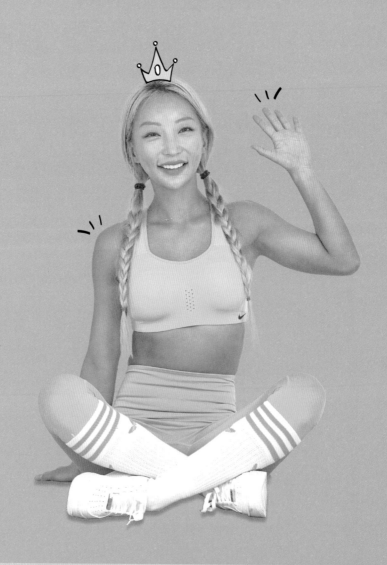

PART

기본
준비 운동

CONG PILATES ZERO HOME TRAINING

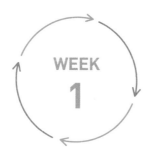

WEEK
1

    4주 운동의 첫 단추를 끼우는 단계인 1주 차 운동은 누구나 쉽게 따라 할 수 있는 부담 없는 동작으로 구성했어요. 집에서 맨손 운동을 처음 하는 분들도 쉽고 재밌게 할 수 있는 루틴으로 정리했답니다. 하지만 생각보다 쉽다고 해서 효과가 없을까 봐 걱정하지 마세요. 보기에는 간단해도 꾸준히 한다면 효과가 큰 운동이니까요. 평소 우리가 잘 쓰지 않는 근육을 본격적으로 움직여볼 거예요.

    앞으로 운동의 난이도는 2주, 3주, 4주 순으로 뒤로 갈수록 높아집니다. 즉, 1주 차 운동은 가장 쉬운 단계예요. 이번 주는 '일단 움직여보자' 하는 마음으로 운동과 가까워지는 시간이 되길 바랍니다.

미지근한 물 1리터 이상 마시기

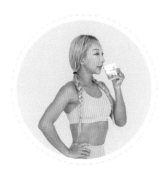

1주 차에는 운동하면서 매일 미지근한 물을 마시기로 해요. 찬물이 아니라 반드시 미지근한 물이어야 해요. 한꺼번에 많은 양의 물을 마시기보다 한 잔을 약 8~10회 정도로 나눠 마시는 것이 효과적이에요. 물의 온도는 20~26도가 적합하고, 끓인 물을 15분가량 미지근하게 식혀서 마시는 것이 가장 좋아요.

아침에 잠에서 깨고 난 뒤 공복 상태에서 마시는 미지근한 물은 건강에 큰 도움이 돼요. 일반적으로 우리 몸은 잠을 자는 동안 약 1리터의 수분을 배출해요. 그래서 자고 일어나면 당연히 갈증을 느끼게 되죠. 게다가 잠에서 깬 뒤에는 혈액의 점도가 증가돼 있는데, 이때 미지근한 물이 혈액의 점도를 낮춰주고 이로 인해 심근경색과 뇌졸중의 위험도 줄일 수 있어요. 체내에 밤새 정체되어 있던 노폐물도 원활하게 내보낼 수 있답니다.

미지근한 물을 마셨을 때 생기는 효과

1. 신진대사의 원활함
내장 온도가 1도 오르면 면역력은 30퍼센트 증가하고, 기초 대사도 약 10~12퍼센트 정도 높아져서 지방을 연소하기 쉬운 지방을 태우는 몸이 될 수 있어요.

2. 내장 피로 회복 & 해독 효과
물은 이뇨 작용을 촉진해서 부종 해소에 도움이 되고, 장내 노폐물을 씻어내는 효과를 갖고 있어요.

3. 수족 냉증 완화
신진대사가 증가해서 몸에 열을 발생시켜요.

찬물을 마시는 안 되는 이유
갑자기 마시는 찬물은 자율신경계를 자극해서 심장 이상을 유발할 수 있어요. 게다가 몸의 소화 기능과 면역력 증가도 방해한다고 해요. 찬물을 마시면 순간적으로 체온이 떨어지고, 이때 몸은 항상성을 유지하기 위해 체온을 다시 끌어올리려 하는데 그 과정에서 두통이나 가슴 두근거림, 속 쓰림이 발생할 수 있어요.

덜렁거리는 팔뚝살 정리하기

● 자극 부위 : 팔 뒤쪽, 어깨, 복부

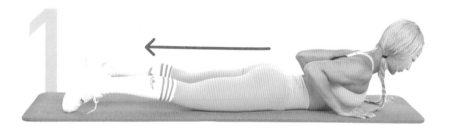

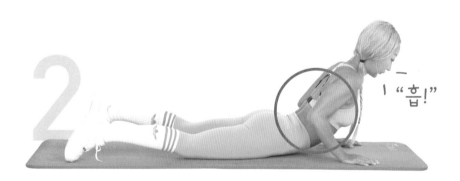

"흡!"

1　배를 바닥에 대고 다리를 뒤로 쭉 편 상태로 엎드려요.
2　마시는 호흡에 손을 가슴 옆 바닥에 대고 팔꿈치를 세워서 옆구리
　에 붙인 뒤 상체를 살짝 들어주세요.

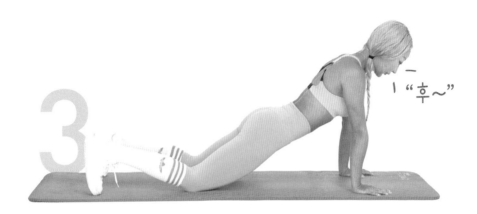

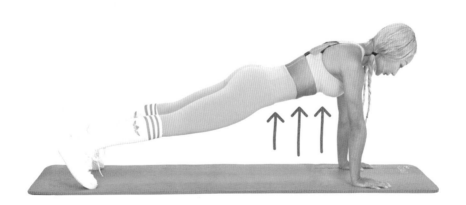

3 뱉는 호흡에 손으로 바닥을 밀어내며 팔꿈치를 펴서 가슴 → 배
   → 골반 순서로 몸을 들어 올려요.

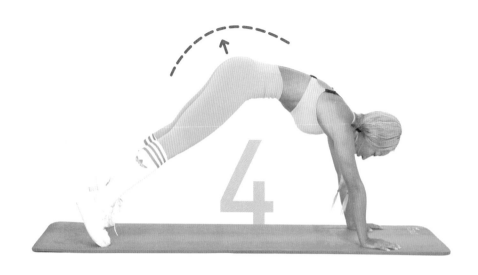

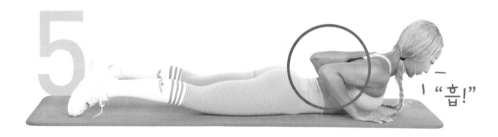

4 배를 최대한 수축하여 등을 동그랗게 말아준다는 느낌으로 몸통 전체를
  천장으로 최대한 들어 올려요.

5 마시는 호흡에 다시 골반 → 배 → 가슴 순서로 바닥에 엎드려요. 이때
  팔꿈치는 몸에 꼭 붙어 있도록 해주세요.

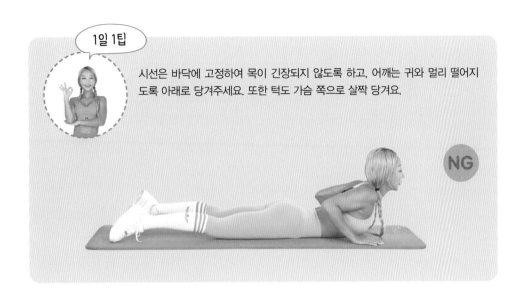

1일 1팁

시선은 바닥에 고정하여 목이 긴장되지 않도록 하고, 어깨는 귀와 멀리 떨어지도록 아래로 당겨주세요. 또한 턱도 가슴 쪽으로 살짝 당겨요.

NG

볼록 튀어나온 뱃살 줄이는 법

● 자극 부위 : 옆구리, 배

20회
3세트

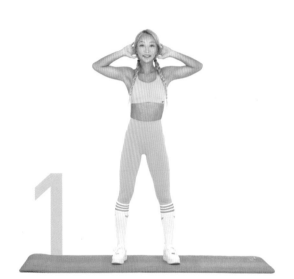

1   다리를 어깨 너비만큼 벌리고 양손은 뒤통수에
    가져다 대요. 사진처럼 팔꿈치를 들어주세요.
2   뱉는 호흡에 팔꿈치를 반대쪽 무릎에 사선으로
    터치해요.

"후~"

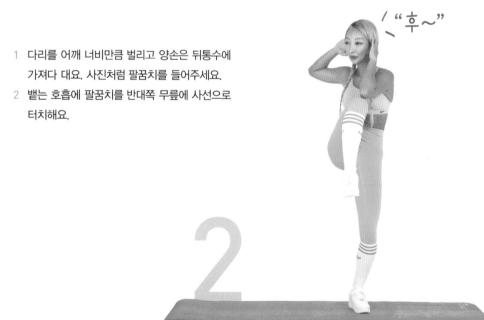

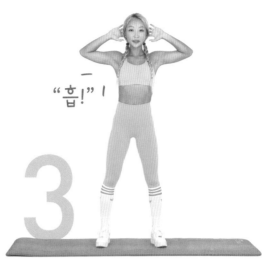

"흡!"

3

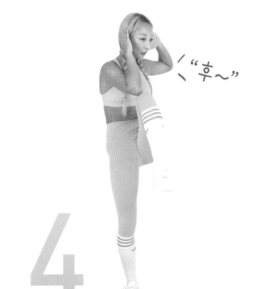

"후~"

4

3 마시는 호흡에 다시 제자리로 돌아와요.
4 뱉는 호흡에 이번엔 2의 반대쪽 팔꿈치와 무릎
   을 사선으로 터치해요. 마찬가지로 마시는 호
   흡에 제자리로 돌아와요.

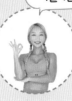

1일 1팁

상체는 최대한 숙이지 않는 대신 무릎을 많이 올려주세요. 뱉는 호흡을 할 때는
복부를 납작하게 만들며 숨을 내쉬어요.

내 몸을 매일 체크할 것

운동을 시작했다면 매일 전신 거울로 몸을 확인해보세요. 요즘은 '눈바디'라고 도 하는데요, 거울에 비친 내 몸을 보고 어떤 변화가 생겼는지 확인하는 거예요. 저도 운동을 시작할 때 전신 거울을 준비했고, 거울에 나의 목표와 자극되는 문구 를 쓴 메모지를 붙였어요. 참고로 저는 이렇게 써 놨어요.

"아무 일도 하지 않으면 아무 일도 일어나지 않는다.
너는 내일 후회할 것이다. 오늘 아무것도 하지 않은 것을."

문구가 눈에 잘 띄도록 매직펜으 로 형광색 종이에 써서 거울에 붙여 놨어요. 매일 보면서 마음속으로 읽 었고 실제로 엄청난 자극이 됐어요. 저는 '아무 일이 일어나길' 바라는 사 람이거든요. 헬스장에 가지 않고 게 으름을 피우면 아무 일도 하지 않는 것이 되죠. 저는 아무것도 하지 않은 채 후회만 하지 않기 위해서 매일 헬 스장에 가고 규칙적으로 운동했어요. 여러분도 본인의 굳은 불꽃 의지를 적어서 거울에 붙여보세요. 자신에게 칭찬을 해주는 것도 중요하지만 가끔 은 혼을 내는 것도 필요하니까요.

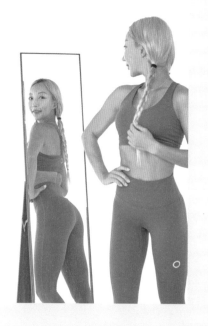

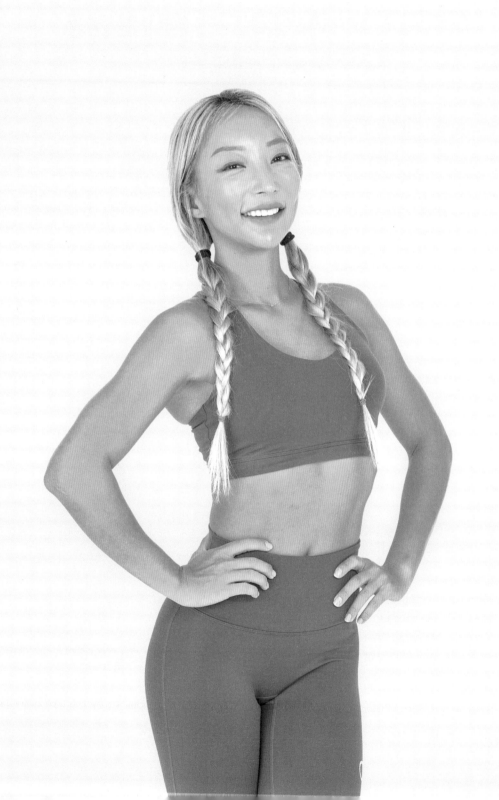

✕ 도그 레그 Dog Leg ✕

허벅지가 1cm씩 줄어드는 승마살 운동

● 자극 부위 : 허벅지 전체

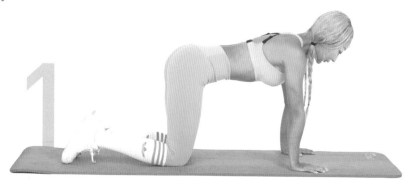

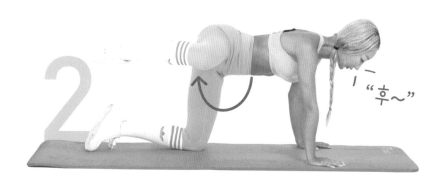

"후~"

1 무릎과 손을 바닥에 대고 테이블 자세를 만들어요. 복부에 힘을 주고 골반 중립
상태(골반이 앞이나 뒤로 기울어지지 않고 정중앙 위치에 있는 것)를 유지해요.

2 뱉는 호흡에 한쪽 다리를 옆으로 들어 올려요. 이때 몸통이 흔들리지 않도록 복
부 힘으로 자세를 유지해요.

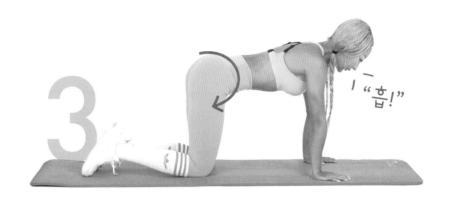

"흡!"

3 마시는 호흡에 천천히 다리를 내리고 다시 제자리로 돌아와요. 반대쪽 다리도
   똑같이 해주세요.

1일 1팁

시선은 바닥에 고정하여 목이 긴장되지 않도록 해주세요. 참고로 허리가 휘면
몸에 무리가 가므로 골반 중립 자세를 꼭 유지해요.

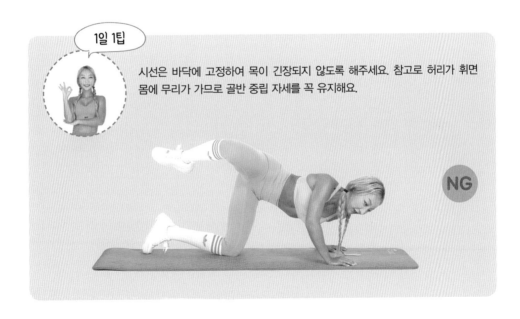

NG

X 힙 터치 점프 Hip Touch Jump X

붓기 제거에 효과적인 홈 카디오

● 자극 부위 : 몸 전체

● 호흡은 편하게

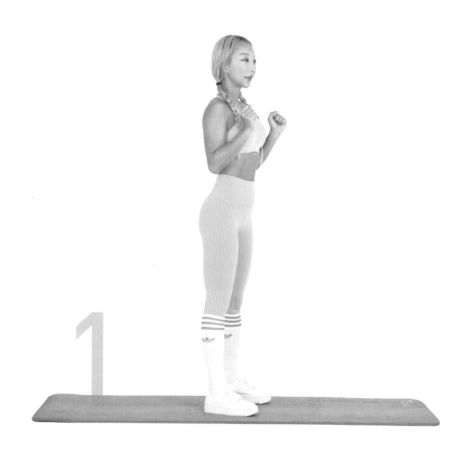

1 다리를 골반 너비만큼 벌리고 양손은 가볍게 주먹을 쥐어 가슴 앞에 둬요.

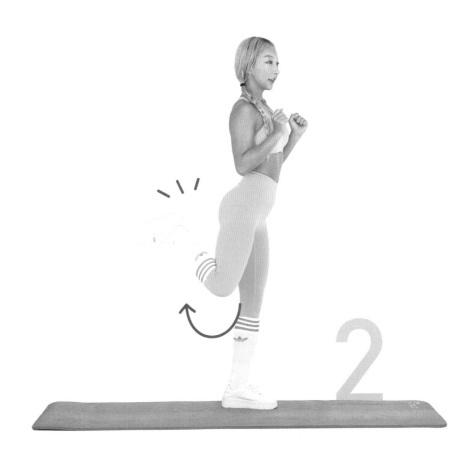

50회
4세트

2 발뒤꿈치를 엉덩이에 살짝 터치한다는 느낌으로 제자리에서 무릎을 접으며 가
벼게 뛰어요. 무릎과 발목에 충격을 주지 않기 위해서 반드시 복부에 힘을 준 채
사뿐사뿐 움직여요. 반대쪽 다리도 똑같이 해주세요.

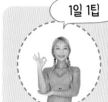

1일 1팁

카디오Cardio란 일종의 유산소 운동으로 심장을 더 빠르게 뛰게 하여 혈액순환
과 체지방 분해에 도움을 주는 자세로 구성돼 있어요.

X 슬로 버피 Slow Burpee X

칼로리 불태우는 전신 운동 Level 1

● 자극 부위 : 몸 전체   ● 호흡은 편하게

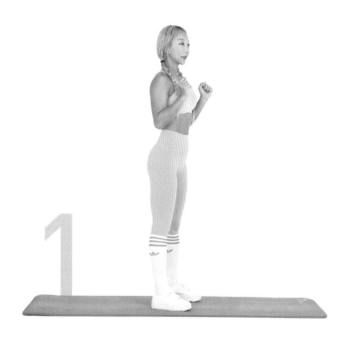

1 다리를 골반 너비만큼 벌리고 양손은 가볍게 주먹을 쥐어 가슴 앞에 둬요.
2 손을 바닥에 짚어요.

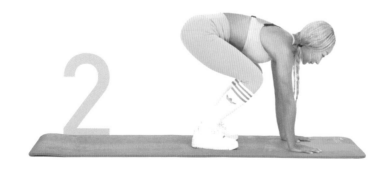

15회
3세트

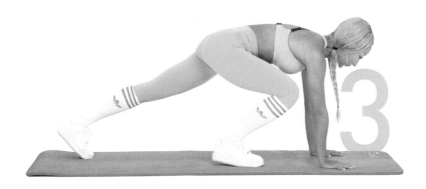

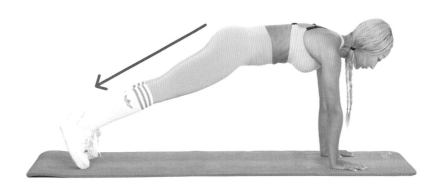

3 양다리를 차례대로 뒤로 보내어 플랭크 자세(엎드려 뻗은 자세)를 해요.

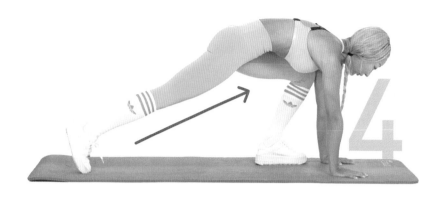

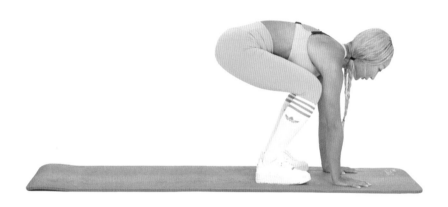

4 다시 양다리를 차례대로 가슴 쪽으로 가져온 뒤 사진처럼 쪼그려 앉은 듯한 자세를 해주세요.

1일 1팁

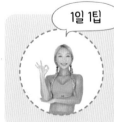

목에 힘을 빼고 어깨는 귀와 멀리 떨어지도록 아래로 당겨주세요.

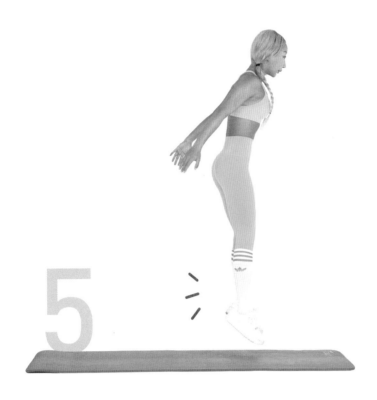

5

5 4에 바로 이어서 제자리에서 일어
나며 가볍게 점프를 해요.

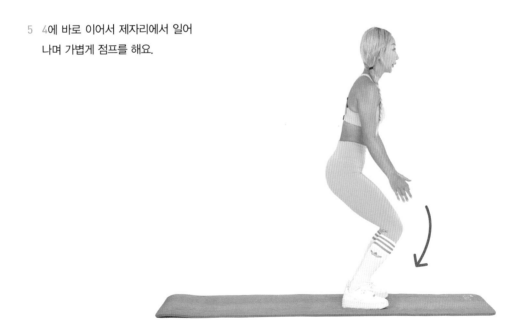

거북목 교정하고 승모근 없애기

● 자극 부위 : 등, 어깨 뒤쪽, 가슴 앞쪽

15회
3세트

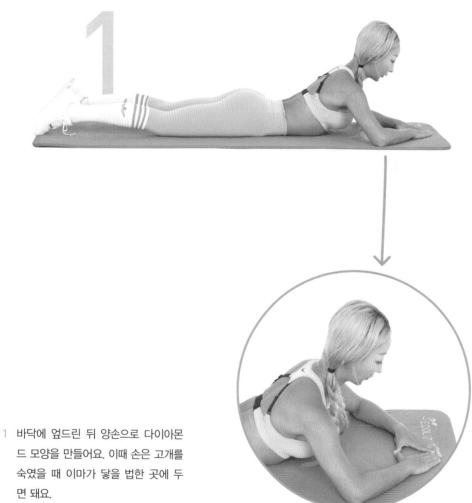

1 바닥에 엎드린 뒤 양손으로 다이아몬
드 모양을 만들어요. 이때 손은 고개를
숙였을 때 이마가 닿을 법한 곳에 두
면 돼요.

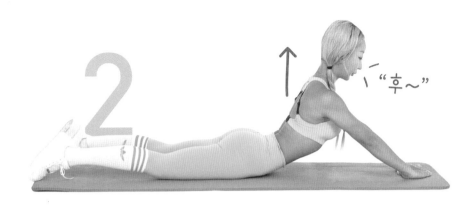

"후~"

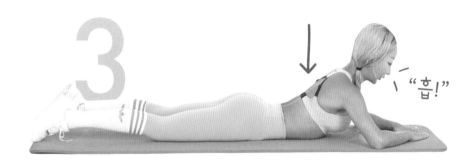

"흡!"

2 뱉는 호흡에 어깨가 귀와 멀리 떨어지도록 아래로 당겨요. 날개뼈를 조이면서
어깨를 최대한 아래로 내려주면 돼요. 반대로 턱은 가슴 쪽으로 최대한 당기며,
마치 목이 길어진 듯한 자세를 만들어줍니다. 손으로 바닥을 밀며 팔을 쭉 펴서
상체를 일으켜요.

3 마시는 호흡에 팔꿈치를 천천히 바닥으로 내리며 상체를 숙여요. 여전히 날개뼈
를 조이면서 자세가 흐트러지지 않게 주의해요. 팔만 움직이고 다른 곳은 움직
이지 말아야 해요.

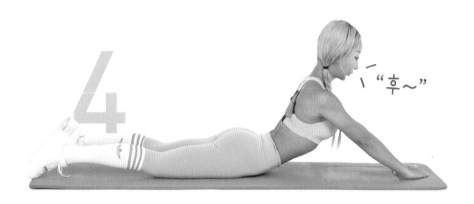

"후~"

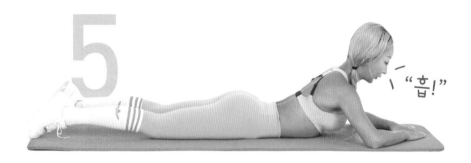

"흡!"

4 뱉는 호흡에 손바닥으로 바닥을 밀며 팔을 쭉 펴서 상체를 다시 일으켜요.
5 다시 마시는 호흡에 3과 같이 상체를 숙여요.

팔에 힘이 지나치게 많이 들어가면 안 돼요. 상체를 일으킬 때는 날개뼈를 조여준다는 느낌으로 등 뒤쪽에 힘이 들어가야 해요. 만약 상체를 들었을 때 허리가 아플 경우, 손의 위치를 이마보다 조금 더 앞쪽에 둬도 돼요.

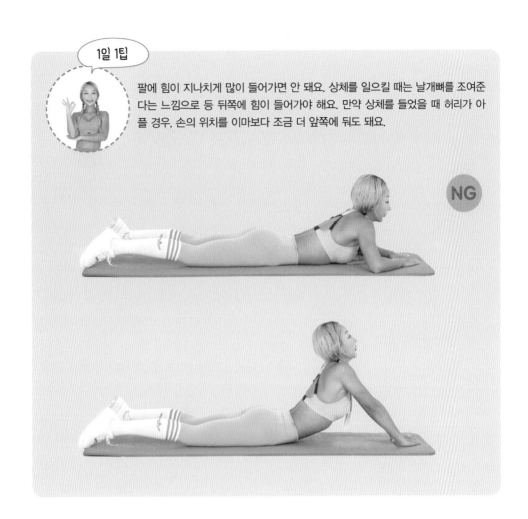

나만의 홈트 공간을 만들자

다들 옷 좋아하시죠? 저도 옷을 좋아하는 편이어서 방 한편에 의류, 신발, 가방, 액세서리 등을 행거에 걸어 놨었어요. 그런데 운동을 시작하고 직업을 바꾼 뒤부터 수많은 옷이 필요 없어졌어요. 그래서 입지 않는 옷은 과감히 정리해서 주위 사람에게 나눠주고 방을 깨끗이 치웠어요. 되도록 필요한 옷과 운동복만 남기고 방을 자기 계발을 위한 공간으로 만들었죠.

저는 홈트 공간에 가장 중요한 것 중 하나가 '조명'이라고 생각해요. 하얗고 덜렁거리는 군살과 셀룰라이트가 훤히 보이는 백열등 조명 아래에선 운동할 맛이 나지 않거든요. 그냥 책상에 앉아 책을 읽거나 누워서 텔레비전을 봐야 할 것 같죠. 혹시나 헬스장과 흡사한 어두운 조명 아래에서 몸을 보면 흐릿한 복근이라도 보일까 싶어서 3~5만 원 정도 하는 저렴한 스탠드 조명을 샀어요. 기분이 좋아지도록 향초도 구입했어요. 요가 매트, 필라테스 링, 라텍스 밴드, 짐볼, 폼롤러 등 저렴한 가격의 운동 도구들도 하나둘씩 구입하기 시작했죠.

방에 운동 도구와 기구를 배치하고, 밤마다 좋아하는 음악을 들으며 가벼운 스트레칭을 하면서 운동복을 입은 채 셀카라도 찍으면 왠지 모르게 뿌듯했던 기억이 떠올라요. 이제는 운동 도구들이 어마어마하게 늘어나서 지금의 집은 거의 헬스장 수준이 되었어요. 분명한 건 운동 환경을 조성하겠다는 그날의 다짐이 없었다면 지금의 저도 없었을 거예요. 사실 운동을 전문적으로 할 게 아니라면 이렇게까지 하지 않아도 돼요. 하지만 가볍게라도 운동을 시작할 마음이 생겼고, 집에 공간이 있다면 매트 하나, 작은 도구 하나라도 놓고 최소한의 분위기는 만들어주세요. 그로 인해 단 1분이라도 운동을 하게 된다면 효과는 절대 작지 않답니다.

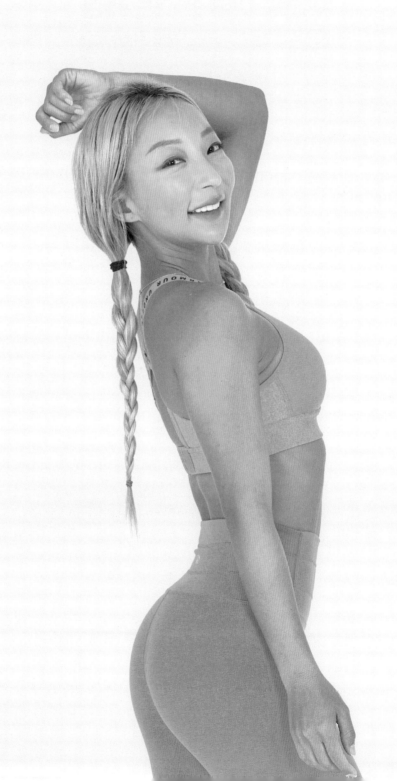

수건을 이용한 스트레칭

● 자극 부위 : 다리 뒤쪽, 종아리와 골반 주위, 허벅지 전체

1회
2세트

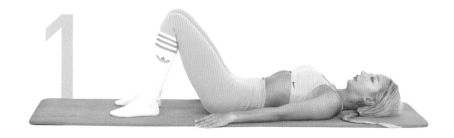

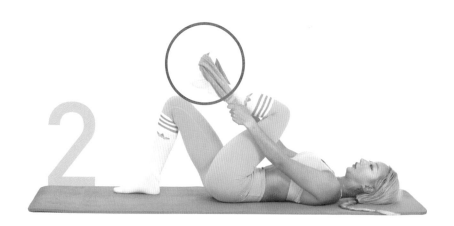

1 무릎을 구부린 채로 천장을 보고 누워요.
2 양손으로 수건을 잡은 뒤 수건 가운데에 한쪽 발바닥을 가져다 대주세요.

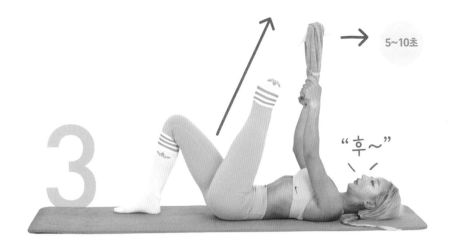

"후~"

5~10초

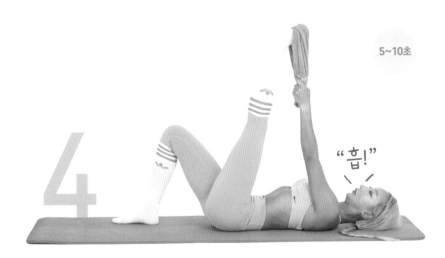

"흡!"

5~10초

3 뱉는 호흡에 발바닥이 천장을 향하도록 다리를 쭉 펴요. 동시에 수건을 잡아당겨 발
   끝이 상체쪽으로 향하도록 해주세요(반대쪽 다리는 아래로 쭉 펴도 되고, 무릎을 구부린 채
   로 있어도 돼요). 이때 턱은 들리지 않도록 최대한 가슴 쪽으로 당기고, 마치 척추가 바
   닥에 짝 붙은 느낌으로 곧게 누워요. 수건을 당겼을 때 허벅지 뒤쪽부터 종아리까지
   쭉 스트레칭되는 느낌이 들 거예요.
4 마시는 호흡에 이제 한 손으로만 수건을 잡아요. 들어 올린 다리와 반대되는 팔은 가
   볍게 바닥으로 내려줘요.

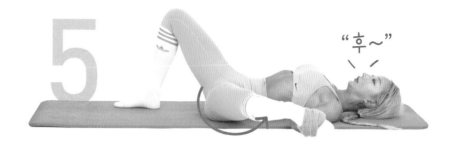

"후~"

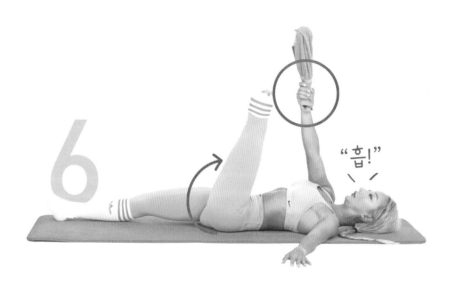

"흡!"

5 뱉는 호흡에 한 손으로 수건을 잡은 채 다리를 천천히 바깥 방향으로 눕혀줍니다. 다리는 골반이 움직이지 않는 범위에서 벌리되 허벅지 안쪽이 쭉 늘어나는 느낌이 들어야 해요.

6 마시는 호흡에 다시 다리를 중앙으로 가져온 뒤 이제는 4에서 내려놓은 반대쪽 손으로 수건을 잡아요. 5까지 사용한 팔은 사진과 같이 바닥으로 내려요. 이제는 반대편 방향으로 다리를 눕힐 거예요.

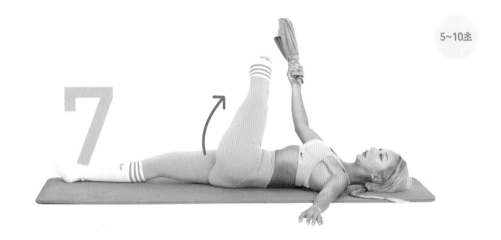

7 손으로 수건을 잡은 채 다리를 천천히 바깥 방향으로 눕혀줍니다. 허벅지 바깥쪽이
   당기는 느낌이 들 거예요. 반대쪽 다리도 똑같이 해주세요.

1일 1팁

목에 힘을 빼고 턱을 들지 않으며 골반도 움직이지 않도록 주의해요. 모든 자세
를 할 때마다 무리하지 않는 범위 안에서, 본인의 유연성에 맞춰 따라 하세요.

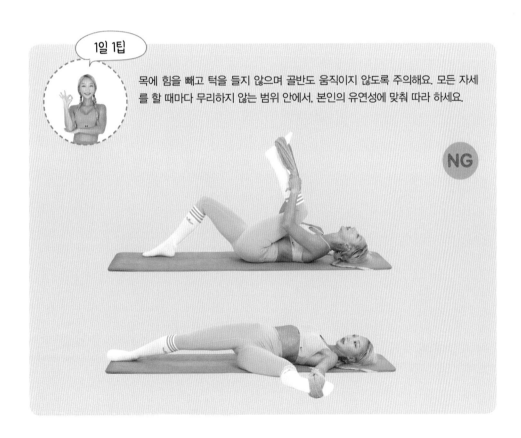

NG

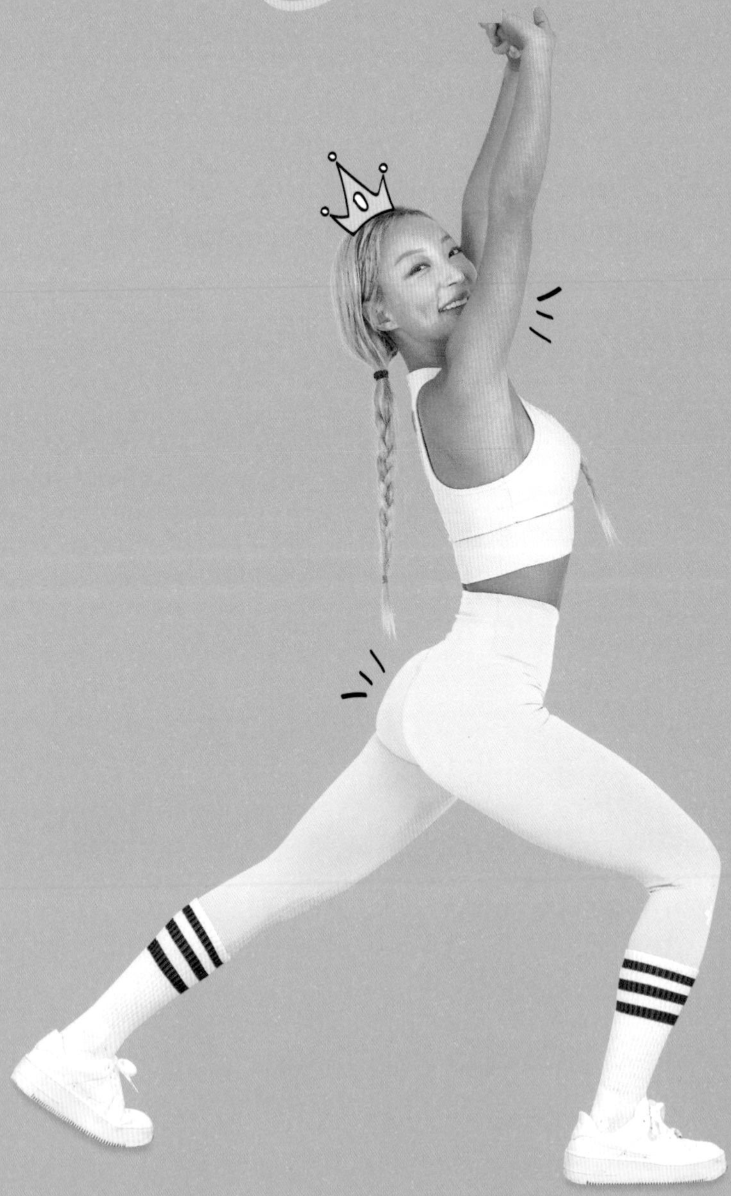

2 PART

삐죽삐죽 튀어나온
군살 제거하기

CONG PILATES ZERO HOME TRAINING

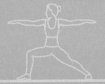

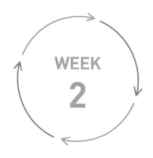

WEEK
2

1주 차 운동을 해보니 어땠나요? 의외로 쉽지 않았나요? 아니면 생각보다 피로했을 수도 있어요. 아마 초보 홈트족이라면 한 번도 제대로 움직여보지 않은 근육을 쓰느라 통증이 생겼을 수도 있어요. 어쩌면 피로가 쌓였을지도 모르고요. 반대로 평소보다 더 상쾌하고 개운한 하루를 보냈을 수도 있어요. 가장 중요한 것은, 아직은 효과를 기대하기보다 포기하지 않고 매일매일 운동해서 본인만의 홈트 루틴을 만들어가는 일이에요.

이번 2주 차 운동은 1주 차 운동보다 난이도와 강도를 조금 더 높인 것일 뿐이니 시작하기 전에 너무 부담 갖지 마세요. 또한 맨손 운동이 지겨울까 봐 간단한 도구인 생수병을 이용한 운동을 준비했고, 근육에 조금 더 자극을 줄 수 있는 동작을 담았어요. 특히 나이를 먹을수록 전에 없던 허벅지, 옆구리 등의 군살로 고민하는 분들, 많으시죠? 이번 운동은 군살 제거에 도움이 되는 동작으로 구성되었으니 끝까지 잘 따라 해주세요.

밀가루 제품 먹지 않기

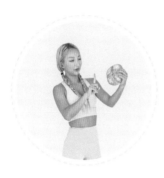

밀가루 끊기, 생각만 해도 괴로운 일이에요. 라면, 자장면, 국수, 빵……. 정말 먹지 않고 살 수 있을까요? 일단 먼저 밀가루가 우리 몸에 미치는 영향에 대해서 알아보기로 해요.

밀가루는 먹으면 먹을수록 생각나고, 오늘 먹으면 내일도 먹고 싶은 음식 중 하나예요. 그 이유는 '글루텐Gluten'이라는 성분 때문이에요. 글루텐이란 밀가루, 보리 등에 들어 있는 단백질 혼합물로 주로 빵이나 면, 떡 등에 포함돼 있죠.

밀가루는 체내 흡수가 매우 빠르고, 혈당을 급격히 높이는 식재료이기 때문에 섭취 시 다른 음식보다 포만감을 덜 느끼게 돼요. 그래서 많은 양을 섭취해야 배가 부르고, 동시에 과다 섭취된 포도당이 체지방으로 쌓이면 몸에 군살이 붙게 되죠. 체내에 들어온 글루텐은 '글루텐 엑소르핀 Gluten Exorphin'이라는 성분으로 변하는데, 이 성분에는 중독성이 들어 있어서 결국 우리 몸이 밀가루 음식을 계속 찾게 만든다고 해요. 무섭지 않나요?

그리고 밀가루는 혈당 지수GI 지수가 높아서 인슐린이 과다 분비되게 해요. 이것이 지방간, 당뇨에도 영향을 줍니다. 혈당량을 빠르게 증가시키는 동시에 빠르게 감소시켜서 배고픔을 금방 느끼게 하고 다른 음식을 찾게 만들죠. 또한 밀가루에 포함된 나트륨 함량이 생각보다 굉장히 높다는 사실, 알고 있나요? 일반적으로 전혀 짜다고 느끼지 못하는 식빵을 두 장 먹었을 때의 나트륨 섭취량이 얼마인지 혹시 짐작되나요? 무려 '감자칩 한 봉지'와 맞먹는 양이에요. 이렇듯 밀가루로 인해 나트륨 섭취가 늘어나면 결국 가당 음료도 더 찾게 되고, 체내의 지방 세포가 비대해져요. 몸이 살이 찌기 쉬운 환경이 되어버리고 마는 것이지요.

반대로 밀가루를 멀리하고 다른 음식을 섭취하면 포만감을 너 오래 느낄 수 있어 다이어트에 효과적이고, 소화 불량이나 속이 불편했던 증상도 개선될 수 있어요. 피부 트러블이 발생하는 것도 막을 수 있죠. 밀가루 하나만 먹지 않아도 너무나 좋은 효과들이 나타날 거예요.

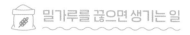 밀가루를 끊으면 생기는 일

1. 속이 편안해지고 복통이 사라짐
2. 피부 트러블이 줄어들고 피부색이 맑아짐
3. 몸이 찌뿌둥했던 상태가 줄어들고 아침 기상이 개운해짐
4. 비만, 당뇨병 예방

밀가루 대체 식품 알아보기

메밀, 아마씨, 아몬드, 퀴노아, 곤약면, 이집트콩 등의 천연 식품

요즘 식당이나 베이커리 가게에 가면 '글루텐 프리'라는 문구를 종종 볼 수 있어요. 말 그대로 글루텐을 제한한 식품을 두고 '글루텐 프리'라고 해요. 하지만 이 경우 때로는 버터, 설탕 등의 첨가물이 훨씬 더 많이 들어 있기도 해요. 결국 글루텐을 피하고자 했다가 지방과 당류를 더 섭취하게 되는 셈이죠. 그래서 가공 식품 대신 천연 식품을 섭취하는 게 가장 좋아요.

✕ 생수병 스탠드 로잉 Bottle Stand Rowing ✕

볼록 튀어나온 등살 정리하기

● 자극 부위 : 등 전체, 허리   ● 준비물 : 500ml 생수병 2개

20회
3세트

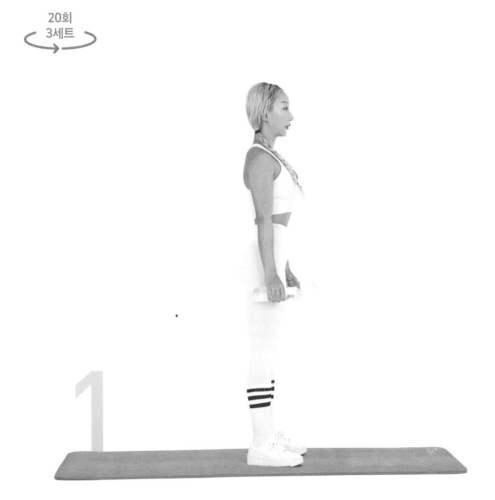

1 양손에 생수병을 들고 다리를 골반 너비만큼 벌려요.

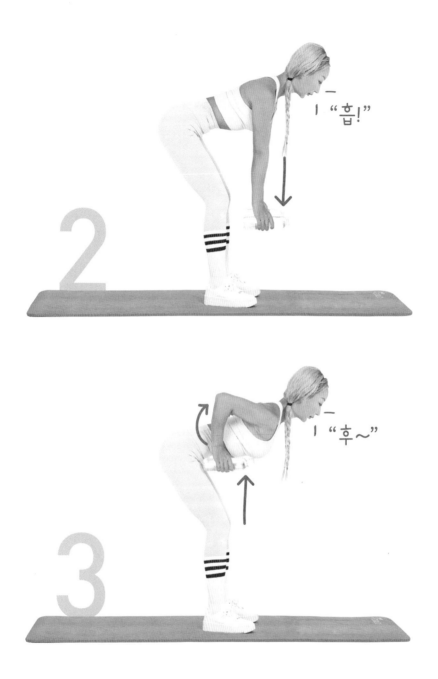

"흡!"

"후~"

2 마시는 호흡에 무릎을 살짝 구부린 기마 자세를 해요. 허리는 꼿꼿하게 편 상태에서 상체를 숙이며 팔을 아래쪽으로 펴주세요.

3 뱉는 호흡에 생수병을 쥔 양손을 허리 쪽으로 가져와요. 이때 팔꿈치는 구부리고 뒤로 보내되, 날개뼈 사이를 조여준다는 느낌으로 팔을 당겨주세요.

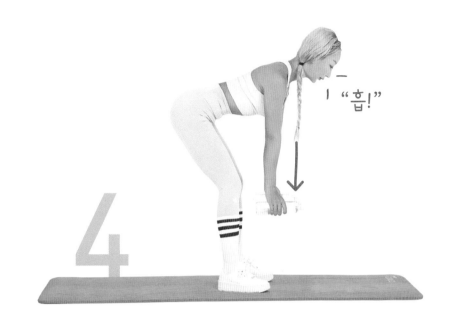

"흡!"

4 마시는 호흡에 쌀을 천천히 아래쪽으로 펴주세요.

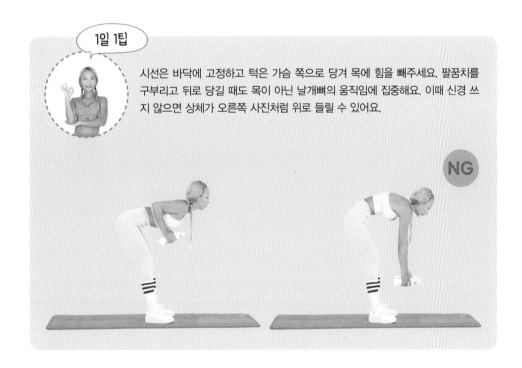

1일 1팁

시선은 바닥에 고정하고 턱은 가슴 쪽으로 당겨 목에 힘을 빼주세요. 팔꿈치를 구부리고 뒤로 당길 때도 목이 아닌 날개뼈의 움직임에 집중해요. 이때 신경 쓰지 않으면 상체가 오른쪽 사진처럼 위로 들릴 수 있어요.

NG

보기 싫은 러브핸들 없애기

● 자극 부위 : 허리 아래쪽, 옆구리

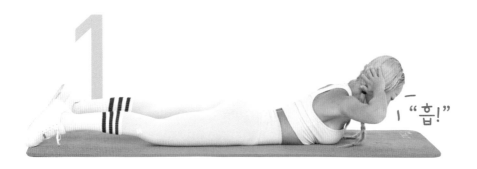

"흡!"

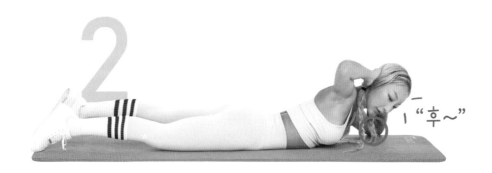

"후~"

1 배를 바닥에 대고 다리를 쭉 편 상태로 엎드려요. 마시는 호흡에 양 손바닥은 뒤 통수에 가져다 대고 상체를 살짝 들어주세요. 이때 시선은 바닥에 고정하고 턱을 살짝 당겨주세요.

2 뱉는 호흡에 한쪽 팔꿈치로 바닥을 살짝 터치해주세요. 이때 상체는 바닥에서 살짝 띄운 상태로, 몸을 조금 비틀어준다는 느낌으로 동작을 해요.

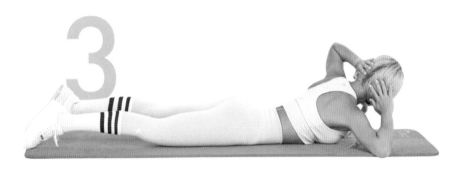

3   반대쪽 팔꿈치도 똑같이 해요. 양쪽을 서로 번갈아 가며 움직여주세요.

> ### 1일 1팁
>
> 시선은 바닥에 고정하여 목이 긴장되지 않게 하고, 어깨는 귀와 멀리 떨어지도록 아래로 당겨주세요.

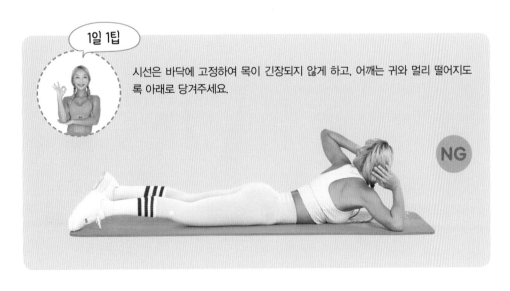

운동 달력과 식단 기록장 만들기

운동을 습관화하는 데 도움이 되는 것을 알려드릴게요. 저는 매달 달력을 한 장씩 찢어서 방문에 붙여 놨어요. 저만의 '운동 달력'을 만든 거죠. 운동을 한 날은 하트 표시를 했고, 하지 않은 날은 빨간색으로 X 표시를 했어요. 그러면 나의 운동 빈도와 게으름 정도가 한눈에 보이거든요. 빨간 X가 늘어나면 운동하러 가야 한다는 의지가 더 굳건해졌고, 하트가 많이 채워지면 잘하고 있다는 뿌듯함에 자신감이 생겼어요.

혹 여러분이 전문 트레이너에게 따로 PT를 받지 않고 혼자서 효과적으로 운동을 하고 싶다면 꼭 '운동 & 식단 기록장'을 만들어보세요. 이 방법이 정말 많은 도움이 될 테니까요. 스스로 오늘 한 운동과 횟수를 하나하나 기록하고, 구체적으로 어떤 부위의 운동을 어떻게 했으며, 시간도 얼마나 걸렸는지 쓰고, 끝으로 오늘 먹은 음식도 기록하는 거예요.

무엇이든 손으로 쓰고 나면 실제로 큰 도움이 돼요. 자신의 문제점을 스스로 파악할 수 있거든요. 막상 하루 치 식단을 써 보면 알게 모르게 먹은 군것질 양이 정말 많다는 걸 알 수 있을 거예요. 그런 기억들을 더듬으며 식단 기록을 남기다 보면 '아, 그래서 살이 빠지지 않았구나', '이번 주는 치킨을 세 번이나 먹었구나' 하고 반성할 수 있죠. 운동 기록을 보면 지금껏 한 운동을 비교해 볼 수 있고, 앞으로 어떤 운동을 해야 하는지도 절로 깨달을 수 있어요. 오늘 예쁜 노트 한 권을 사서 나의 운동과 식단을 기록해보는 거, 어때요?

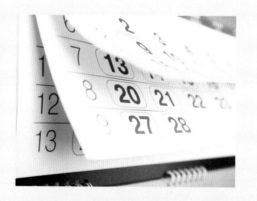

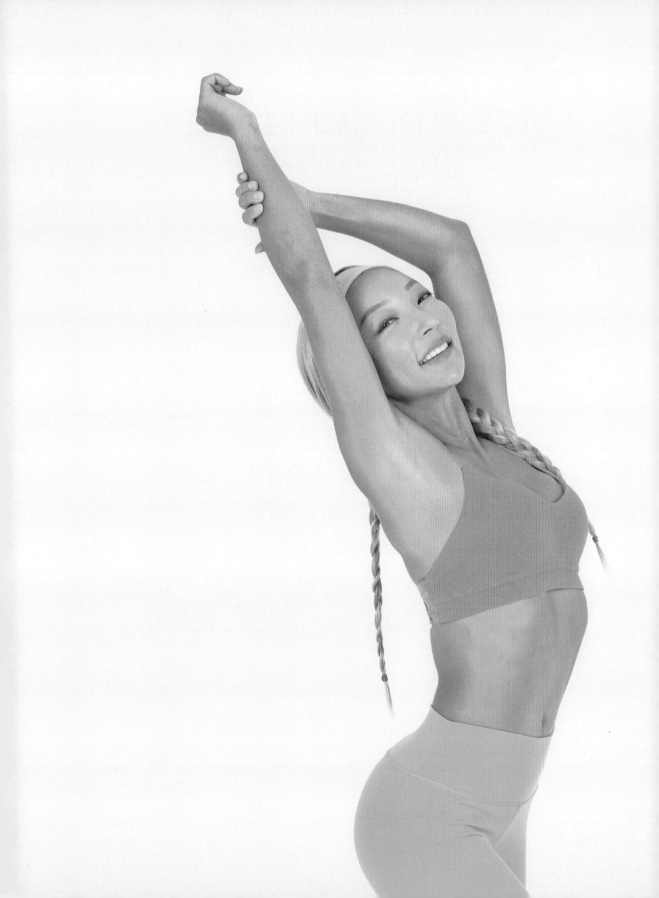

✕ 멍키 스쿼트 Monkey Squat ✕

기구 없이 다리 셀룰라이트 제거하기

● 자극 부위 : 허벅지 뒤쪽, 종아리

20회
3세트

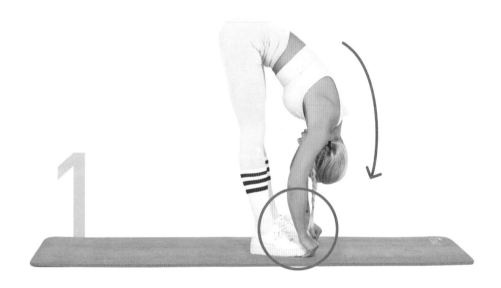

1 다리를 골반 너비만큼 벌리고, 양손을 발가락 아래쪽에 넣어 발로 손을
   고정시켜주세요.

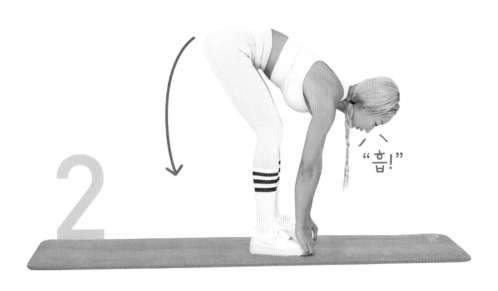

"흡!"

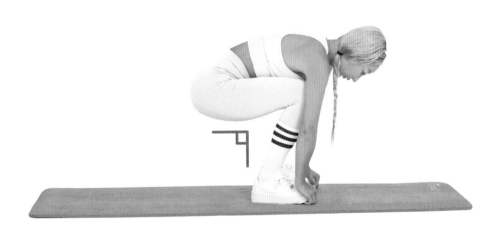

2 마시는 호흡에 무릎을 구부리며 옆에서 봤을 때 90도 되는 지점까지 앉
   는 자세를 해요.

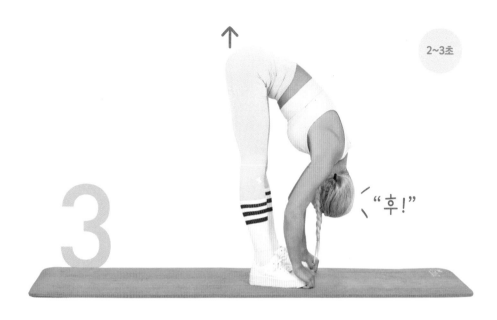

3

↑

2~3초

"후!"

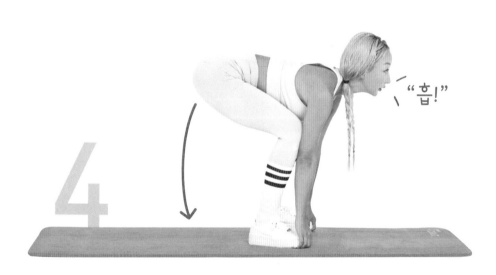

4

"흡!"

3 뱉는 호흡에 손가락으로 발 앞쪽을 잡아당기며 스트레칭하는 느낌으로 엉덩이
　　를 천장으로 쭉 들어주세요. 이때 무릎은 최대한 펴주세요. 허벅지 뒤쪽과 종아
　　리 전체가 쭉 당기는 느낌이 들어야 해요.

4 마시는 호흡에 다시 쪼그려 앉았다가 천천히 올라와요.

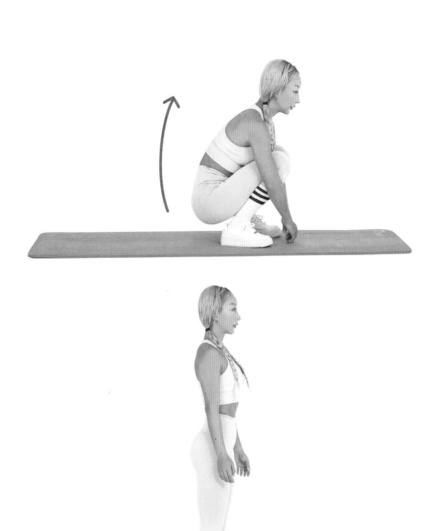

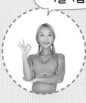

1일 1팁

몸에 힘을 풀고 시선은 자연스럽게 아래쪽 혹은 본인의 다리를 향하도록 해요.
3을 하고 난 뒤 바로 일어나면 어지러울 수 있어요. 그러므로 반드시 4처럼 앉
았다가 천천히 호흡한 뒤에 일어나요. 무릎을 90도로 구부리는 동작을 할 때는
무릎이 발끝보다 앞으로 더 나오지 않게 해주세요.

063

몸이 한결 가벼워지는 홈 카디오

● 자극 부위 : 몸 전체

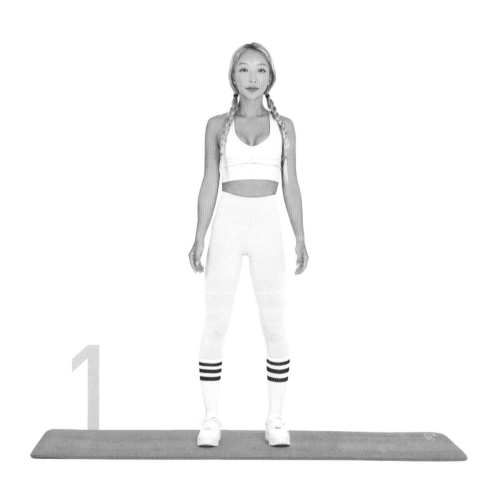

20회
3세트

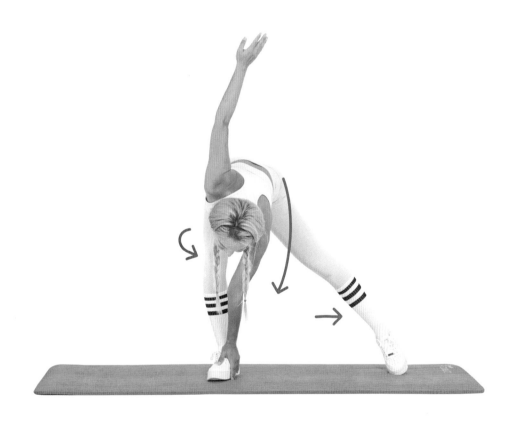

1 제자리에 선 뒤 한쪽 다리를 옆으로 쭉 뻗어요. 그다음 사진과 같이 스케이팅 자
세를 해요. 이때 손으로 터치한 쪽 무릎은 살짝 구부려주세요.

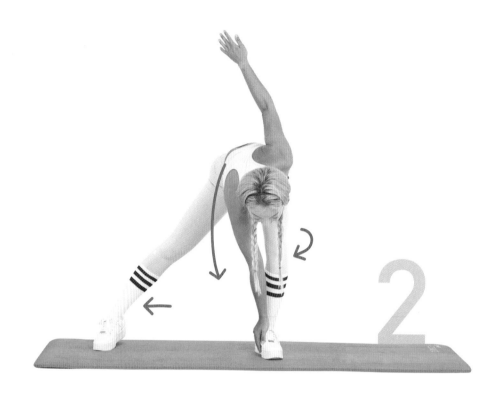

2   이번에는 다른 손으로 발을 터치해요. 반대쪽 팔은 뒤로 쭉 펴주세요. 이때 호흡
      은 짧게 '후, 후!' 하고 뱉으면서 빠르게 팔과 다리를 교차해요.

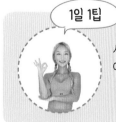

1일 1팁

시선은 바닥에 고정하여 목이 긴장되지 않도록 하고, 무릎을 살짝 구부린 상태
에서 동작해주세요.

운동복은 항상 챙겨 다닐 것

점심, 저녁 약속이 있는 날, 제가 무조건 챙기는 것은 바로 운동복이에요. 모임이 끝난 뒤 '집에 들렀다가 운동 가야지' 하는 다짐이 항상 잘 안 지켜시니라고요. 집에 들어가면 왜 자꾸 침대, 소파, 의자 그리고 휴대폰이랑 딱 붙어서 떨어지지 못하는 걸까요? 귀차니즘을 이기지 못해서, 시간이 어중간해서, 친구에게 전화가 와서 등등 온갖 핑계를 둘러대며 운동을 다음 날로 미루게 되곤 하죠.

그래서 밖에서 볼일을 마치면 무조건 헬스장으로 바로 가는 게 제게는 정말 효과적이었어요. 일단 헬스장에 가면 최소한 운동 같은 행위는 하게 되니까요. 집에서 누워서 빈둥대는 것보다 100만 배는 더 이득이죠!

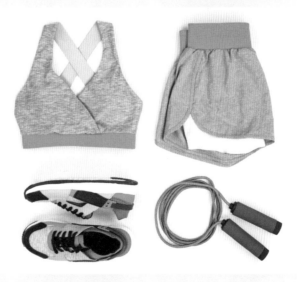

X 수건 버피 Towel Burpee X

수건을 이용한 전신 운동 Level 2

● 자극 부위 : 몸 전체　　　　　　　　　　　● 호흡은 편하게

15회
3세트

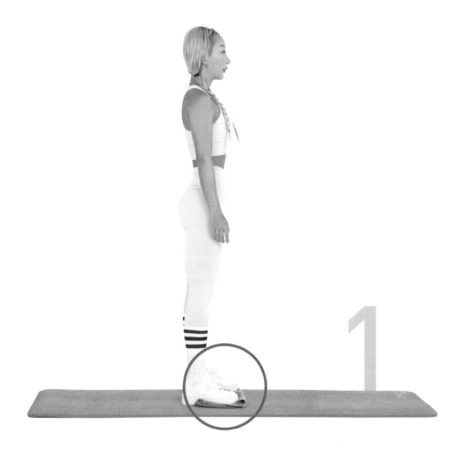

1

1　다리를 골반 너비만큼 벌린 뒤, 반쯤 접은 수건을 사진과 같이 발로 밟고 서서
　준비 자세를 해요(집이라면 바닥에 매트를 깔지 않은 맨바닥에서 해요. 그래야 수건이
　미끄러지듯 움직여요).

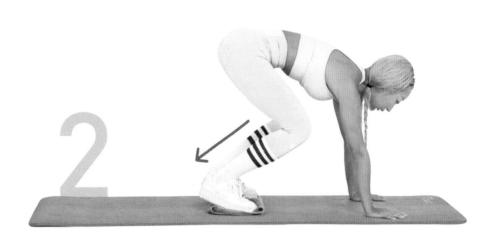

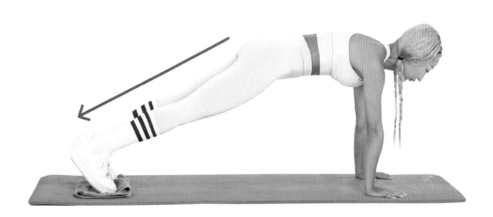

2 상체는 숙이고 손으로 바닥을 짚어요. 이제 수건으로 바닥을 닦는다고 생각하며
   다리를 뒤로 쭉 뻗어주세요.

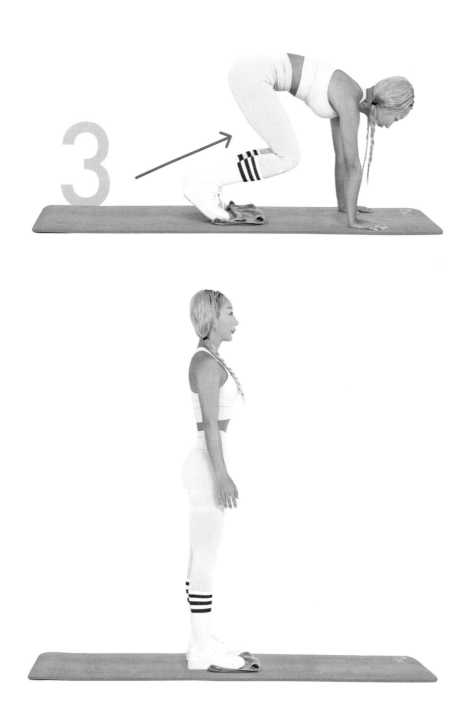

3   다시 같은 방법으로 수건으로 바닥을 닦으며 무릎을 구부려 다리를 가
     슴 쪽으로 가져온 뒤 자리에서 일어나요.

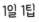

손을 바닥에 짚을 때 손목에 무리가 가지 않도록 손가락을 쫙 펴고 체중이 골고루 실리도록 해주세요(181p 참고). 또한 발에 힘을 주고 수건을 누르면서 밀어야 수건이 움직이지 않아요.

X 클램 Clam X

틀어진 골반을 바로잡는 체형 교정

● 자극 부위 : 엉덩이

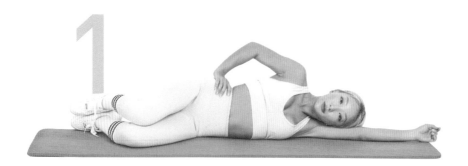

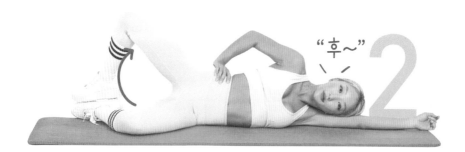

"후~"

1 옆으로 누운 뒤 무릎은 포갠 채로 구부려요.

2 시선, 상체, 골반이 모두 정면을 향해야 해요. 아래쪽 다리는 그대로 두고, 뱉는 호흡에 위쪽 다리의 무릎을 사진과 같이 들어주세요. 골반이 움직이지 않는 범위에서 최대한 올려요.

15회
3세트

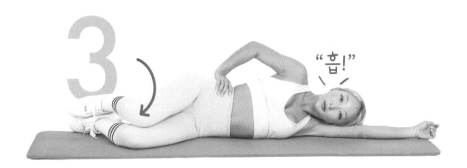

"흡!"

3   마시는 호흡에 다시 무릎을 천천히 내려놓으며 제자리로 돌아와요. 옆으로 돌아
     누워서 반대쪽 다리도 똑같이 해주세요.

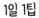

목이 긴장되지 않도록 하고, 어깨는 귀와 멀리 떨어지도록 아래로 당겨주세요.
몸통이 흔들리거나 골반이 움직이지 않도록 복부에 힘을 꽉 준 채 호흡하며 움
직여요.

의자를 이용한 스트레칭

● 자극 부위 : 몸 전체　　　　　　　　　● 호흡은 편하게

1회
2세트

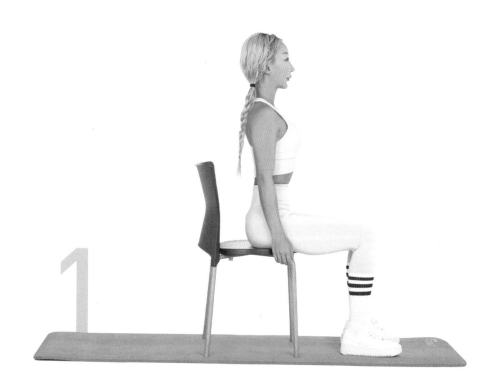

1　사진과 같이 허리를 곧게 편 채 의자에 반쯤 걸터앉아서 준비 자세를 해요.

2　상체를 한쪽으로 틀어서 뒤를 보며 양손으로 의자 머리를 잡고 허리 스트레칭을
　　해요. 반대쪽도 똑같이 해주세요.

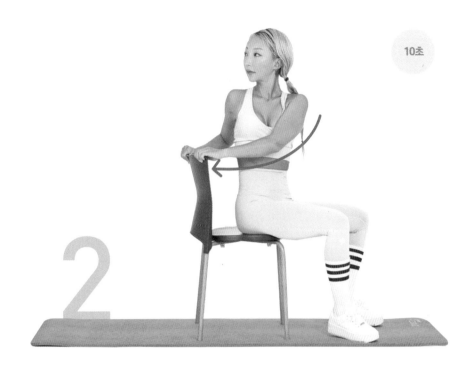

10초

2

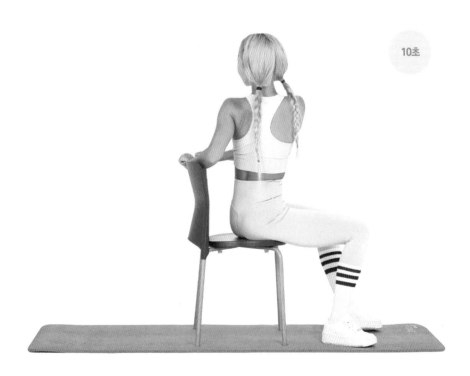

10초

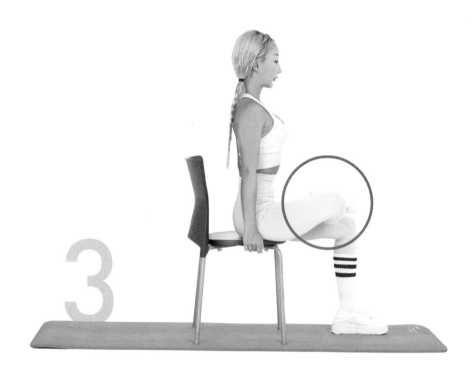

3

10초

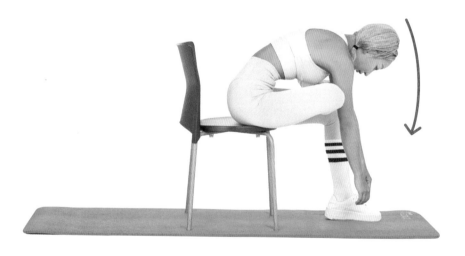

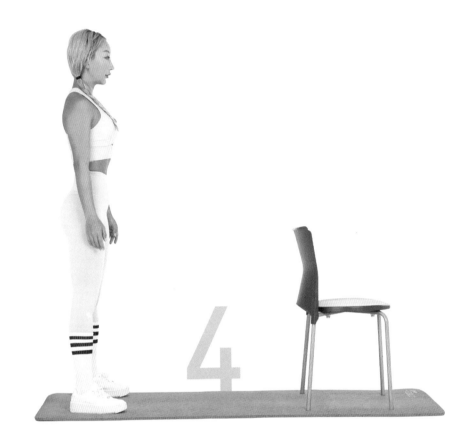

3 다시 준비 자세로 돌아온 뒤 양반 다리를 하듯이 발을 반대쪽 무릎 위에 얹고 상
체는 숙여주세요. 구부린 나리 쪽의 엉덩이와 허벅지 뒤쪽이 쭉 늘어나는 느낌
이 들 거예요. 반대쪽 다리도 똑같이 해주세요.

4 이제 몸을 일으켜서 의자 뒤로 가서 서요.

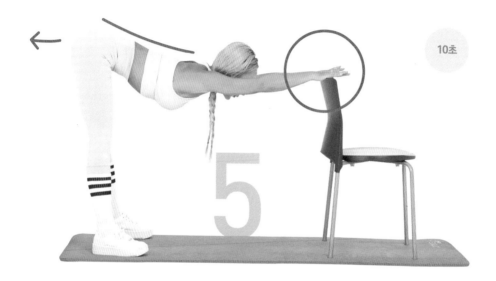

10초

5 의자 머리에 양손을 얹고 엉덩이를 뒤로 쭉 빼고 허리를 펴면서 상체는 최대한
  숙여주세요.

6 한쪽 어깨와 팔에 머리를 기댄 뒤 두 손을 포개어 머리로 어깨를 지긋이 누르며
  등, 허리, 어깨를 스트레칭해요. 반대쪽도 똑같이 해주세요.

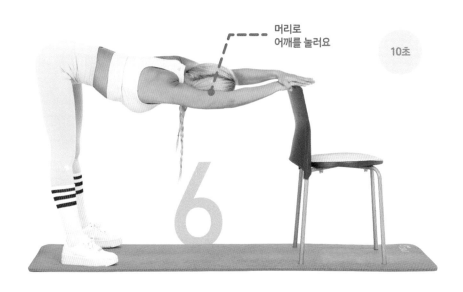

머리로
어깨를 눌러요

10초

10초

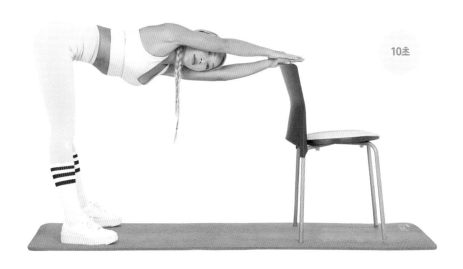

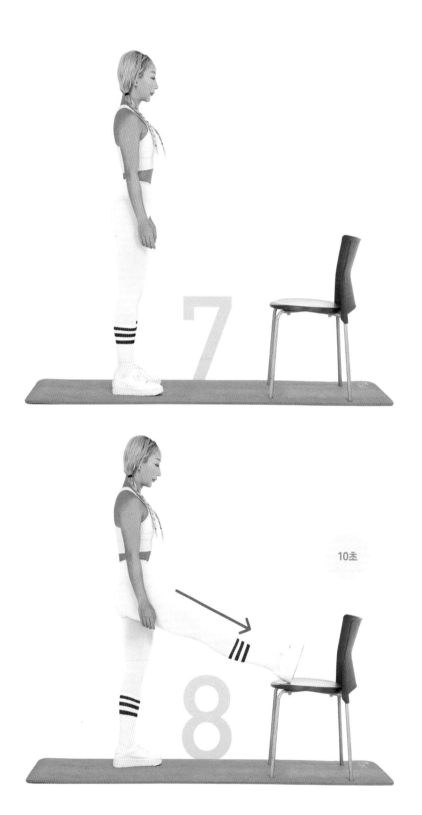

10초

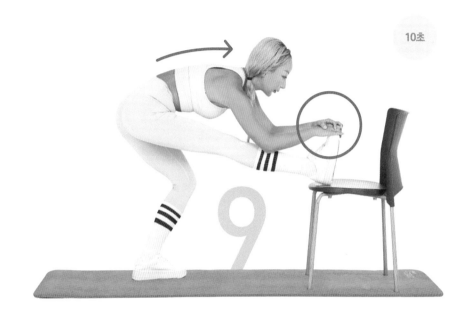

10초

7 이번에는 의자를 마주 보고 서요.

8 한쪽 다리를 쭉 펴서 의자 위에 올려요.

9 골반이 정면을 보도록 자세를 바르게 한 뒤 상체를 숙여 발가락을 몸 쪽으로 당기고 종아리부터 다리 뒤쪽 전체를 스트레칭해요. 반대쪽 다리도 똑같이 해주세요.

1일 1팁

모든 자세를 할 때마다 무리하지 않는 범위 안에서, 본인의 유연성에 맞게 자세를 따라 하세요.

✅ 콩필라테스 TIP

호흡이 잘되야 운동도 잘된다

보통 운동할 때 호흡을 어려워하는 분이 많아요. 호흡을 언제, 어떻게 해야 하는지 헷갈리는 경우나 몸이 너무 긴장하여 아예 호흡을 참는 경우가 많죠. 하지만 호흡을 제대로 해주지 않으면 운동할 때 부상이 생길 수 있고 효과도 떨어져요.

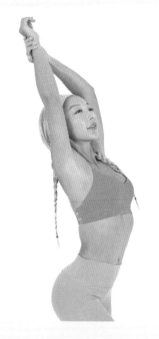

근육 운동을 할 때는 힘을 줄 때 숨을 내뱉고, 힘을 풀 때 숨을 마셔야 해요. 그래야 혈액순환이 원활하게 이루어져서 몸 구석구석에 영양분과 산소가 전달돼요. 더불어 호흡이 제대로 되어야 운동하는 동안 손상되는 근육 세포의 회복 속도도 높아지고, 새 근육의 생성에도 도움이 돼요. 또한 스트레칭 시 호흡이 끊기면 근육이 긴장하게 된답니다. 대부분 그로 인해 운동 효과가 떨어지고 통증까지 생기는 거예요. 운동할 때 제대로 된 자세만큼이나 중요한 것이 바로 호흡이에요.

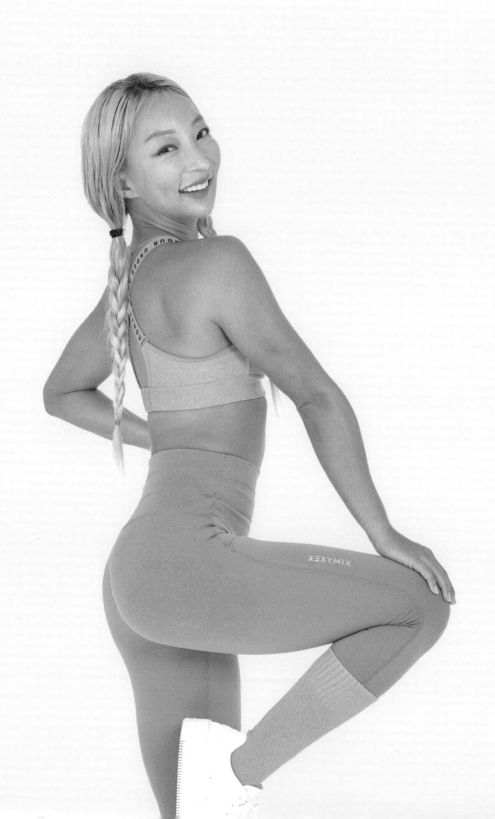

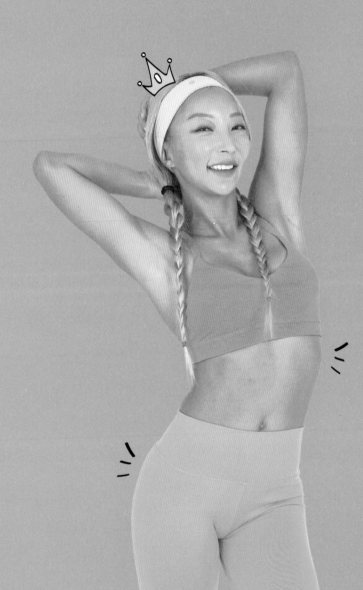

Cong

PART

3

숨은 라인과 비율을
되찾는 루틴

CONG PILATES ZERO HOME TRAINING

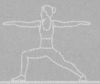

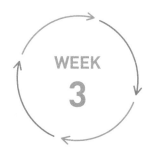

WEEK
3

　여러분, 벌써 4주 운동의 절반을 지나 3주 차에 진입했어요. 이제 조금만 더 힘을 내면 4주 차 운동까지 성공할 수 있을 거예요.

　이번 3주 차 운동은 탄력 있고 섹시한 라인을 만드는 데 도움이 될 동작으로 준비했답니다. 제가 이번 3주 차 운동을 강조하고 싶은 건, 초보자분들이 운동을 무작정 따라 하다가 예쁜 라인을 놓치고 아쉬워하는 모습을 종종 봤기 때문이에요. 건강한 다이어트도 중요하지만 예쁜 라인까지 얻는다면 금상첨화겠죠? 이번 파트에는 여자분들이 선호하는 가늘고 탄탄한 다리, 허리 라인을 만드는 데 도움이 될 운동을 정리했어요. 한 자세, 한 자세 꼭 제대로 집중해서 따라 해주세요.

엘리베이터 대신 계단 이용하기

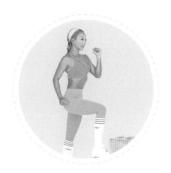

이번 주는 편리한 엘리베이터 대신 계단을 이용하도록 해요. 계단을 오르내리면 살을 더 쉽게 뺄 수 있답니다. 살이 빠지는 원리 자체는 간단해요. 하루 동안 섭취하는 칼로리보다 '활동량'이 더 많으면 돼요.

먹는 양보다 활동량이 더 많아져서 칼로리 소모가 늘어나면, 당연히 살이 빠지게 돼요. 특히 계단 오르기는 칼로리 소모가 엄청 높은 활동 중 하나라서 다이어트에 제격이에요. 이렇게 평소 생활 패턴 하나만 바꾸어도 다이어트 습관을 기르는 데 큰 도움이 된답니다.

계단 오르기 운동의 장점

1. 심폐 기능 강화

   평지를 걷는 것보다 계단을 오르는 것이 에너지 소모가 약 1.5배 정도 더 높아요. 심박 수와 호흡이 증가하면서 폐, 심장 기능이 강화되어 비만 예방에 도움이 돼요.

2. 하체 근육 강화

   하체 근육을 기르면 기초대사량이 높아져요. 기초대사량이 높으면 몸의 에너지 소비가 잘 이루어져서 음식을 먹어도 살이 잘 찌지 않는 체질이 돼요.

3. 뱃살 감소 & 힙업 효과 & 허리 교정

   계단을 오르내릴 때 복부에 힘을 주면 운동 효과가 더욱 커지고 자동으로 힙업 효과도 얻게 돼요. 또한 허리를 곧게 편 상태로 움직이면 자세 교정에도 도움이 돼요.

계단 오르기 칼로리 소모량

30분 기준 약 222칼로리

30분 정도 걸을 때의 칼로리 소모량이 약 120칼로리인 것을 생각하면 계단을 오를 때는 거의 두 배의 효과를 볼 수 있어요.

생수병으로 완성하는 탄탄한 팔 라인

● 자극 부위 : 팔 뒤쪽

20회
3세트

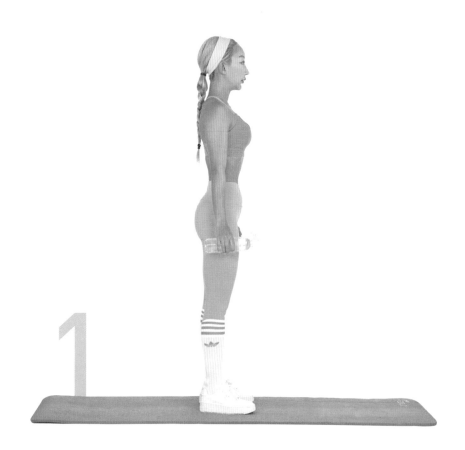

1 양손에 생수병을 들고 다리를 골반 너비만큼 벌려요.

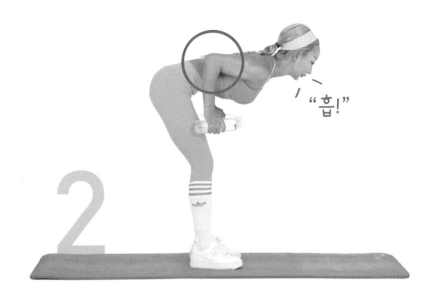

"흡!"

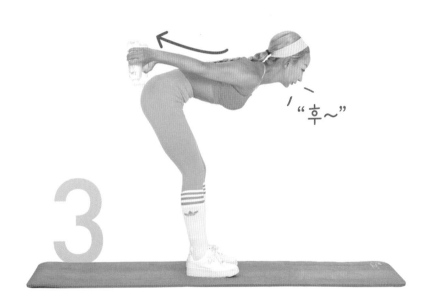

"후~"

2 마시는 호흡에 무릎을 살짝 구부린 기마 자세를 해요. 허리는 꼿꼿하게 편 상태에서 팔꿈치를 옆구리에 붙이고, 구부린 팔의 각도는 90도로 만들어주세요.

3 뱉는 호흡에 생수병을 쥔 양손을 등 뒤쪽으로 보내며 팔을 쭉 펴주세요.

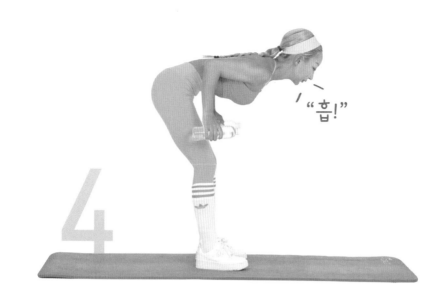

"흡!"

4 마시는 호흡에 2처럼 팔을 천천히 내렸다가 다시 제자리로 돌아와요.

1일 1팁

시선은 바닥에 고정하여 목이 긴장되지 않도록 하고, 어깨는 귀와 멀리 떨어지
도록 아래로 당겨주세요. 손목 또한 움직이지 않도록 주의해요.

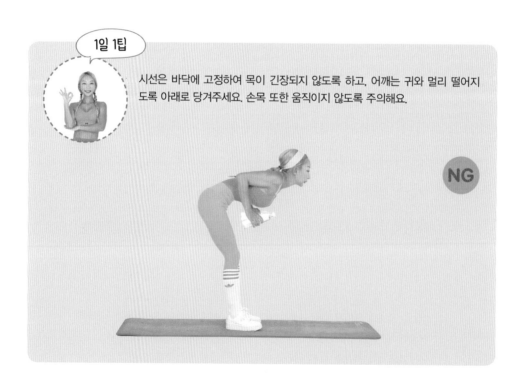

냉장고가 바로 내 몸이다

여러분의 마트 장바구니는 어떤 음식으로 채워지나요? 아이스크림, 컵라면, 과자, 초콜릿 같은 음식이 꼭 하나는 들어가 있지 않나요?

정말 이상하죠. 마음만은 '프로 다이어터'인데, 왜 장바구니는 '당의 노예'인 걸까요. 만약 여러분이 살을 빼고 몸매를 만들기로 마음먹었다면, 앞으로는 장바구니와 냉장고에 담는 음식물을 완전히 바꾸겠다고 다짐하세요. 음식을 사고 냉장고에 넣으면 결국 다 먹게 돼 있어요. 밤에 배고프면 냉장고 문을 열고 초콜릿을 입에 넣어버릴 테니까요.

그렇다고 이런 음식을 절대 먹지 말라는 건 아니에요. 정 먹고 싶은 순간, 안 먹으면 정말 미쳐버릴 것 같은 순간에 근처 슈퍼마켓이나 편의점에 가서 먹을 양만큼만 사요. 더 욕심내지 말고요. 굳이 집에 다이어트의 적을 쌓아둘 필요는 없다는 뜻이에요.

'냉장고가 곧 내 몸이다'라는 말이 있어요. 냉장고가 내 몸이라면 함부로 대해서는 안 되죠. 건강하고 좋은 식재료를 냉장고에 채워두는 게 다이어트에도, 건강에도 좋아요. 게다가 눈앞에 간식거리가 보이지 않으면 생각도 덜 나는 건 확실해요.

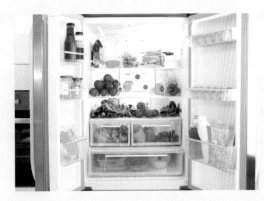

X 트위스트 싯업 Twist Sit Up X

살에 파묻힌 옆구리 라인 되찾기

● 자극 부위 : 옆구리, 복부 전체

20회
3세트

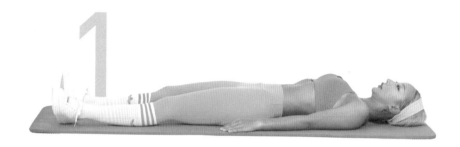

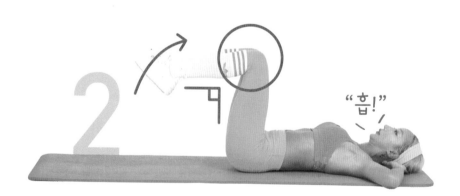

"흡!"

1 바닥에 곧은 자세로 누워요.

2 마시는 호흡에 양 무릎을 90도로 들어 올린 뒤 손바닥은 뒤통수에 가져다 대요.

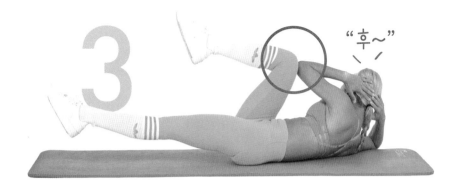

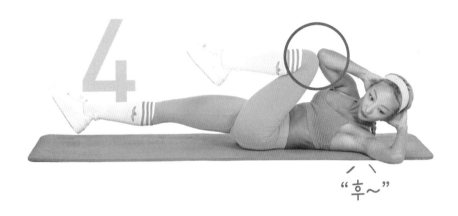

3 뱉는 호흡에 상체를 일으켜 팔꿈치를 반대쪽 무릎에 사선으로 터치해요. 반대편
   다리는 아래로 쭉 펴주세요.
4 호흡을 빠르게 마신 뒤 다시 뱉으며 반대쪽 다리도 똑같이 해주세요.

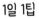
1일 1팁

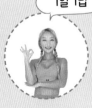

머리를 들고 동작을 하는 동안에는 목에 힘이 들어가지 않게 주의해요. 상체를
최대한 많이 들고 상복부에 힘을 유지해주세요. 어깨는 귀와 멀리 떨어지도록
아래로 당겨주세요.

탄력 있는 엉덩이를 위한 애플힙 운동

● 자극 부위 : 엉덩이, 허벅지

15회
3세트

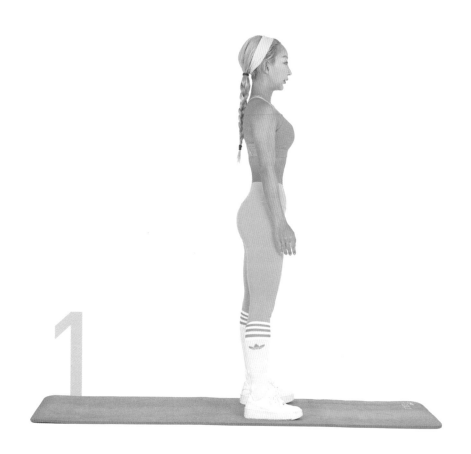

1   다리를 골반 너비만큼 벌려요.

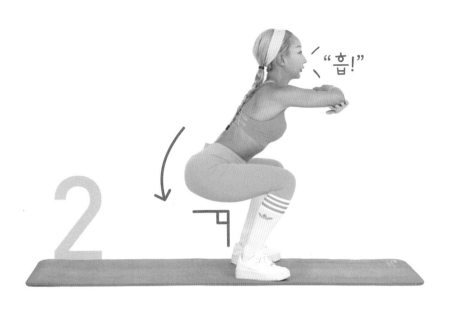

"흡!"

2

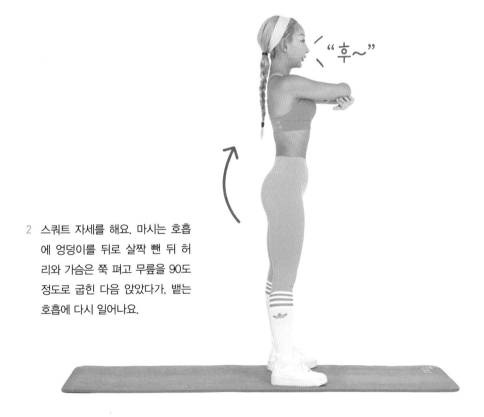

"후~"

2 스쿼트 자세를 해요. 마시는 호흡
에 엉덩이를 뒤로 살짝 뺀 뒤 허
리와 가슴은 쭉 펴고 무릎을 90도
정도로 굽힌 다음 앉았다가, 뱉는
호흡에 다시 일어나요.

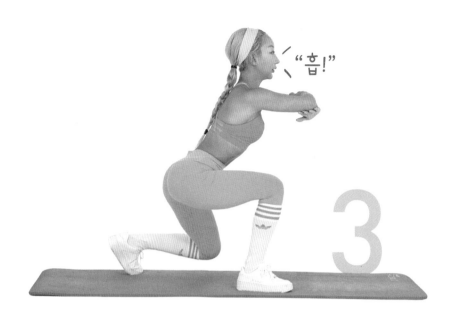

"흡!"

3

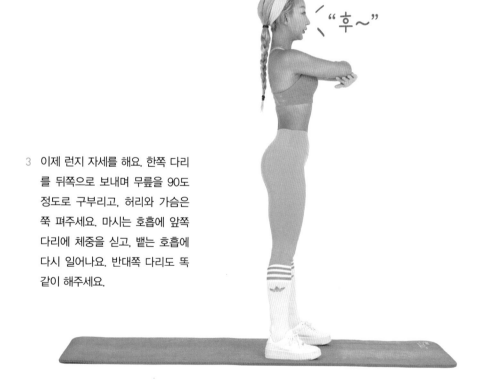

"후~"

3 이제 런지 자세를 해요. 한쪽 다리
를 뒤쪽으로 보내며 무릎을 90도
정도로 구부리고, 허리와 가슴은
쭉 펴주세요. 마시는 호흡에 앞쪽
다리에 체중을 싣고, 뱉는 호흡에
다시 일어나요. 반대쪽 다리도 똑
같이 해주세요.

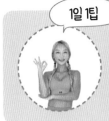

1일 1팁

동작하는 동안 등과 허리가 굽으면 몸에 무리가 가요. 곧게 펴서 바른 자세로 따라 해요.

체중계만큼 중요한 줄자

체중계에 올라가서 몸무게를 재는 것도 중요하지만, 그게 전부는 아니에요. 몸무게가 줄어든다고 해서 반드시 살이 빠지고 라인이 예뻐지는 건 아니거든요. 몸의 변화를 체크하기 위해서 반드시 '줄자'를 준비하세요.

운동을 꾸준히 하는 중이라면 줄자로 최소 일주일에 한 번은 신체 사이즈를 확인해야 해요. 허리, 엉덩이, 허벅지, 팔뚝 둘레 등을 잰 다음 숫자를 기록하고, 속옷만 입은 상태로 사진을 찍어서 몸의 변화를 점검해 보는 것도 큰 도움이 돼요. 내가 잘하고 있는지, 더 열심히 해야 할 필요가 있는지 스스로 점검해 보세요. 특히 공복 상태일 때 찍는 게 가장 효과적이에요. 변화를 잘 알아보기 위해서는 같은 옷을 입고 같은 자세를 취한 뒤 찍는 게 좋아요. 눈에 보이는 변화의 기록은 여러분에게 가장 큰 자극제가 될 거예요.

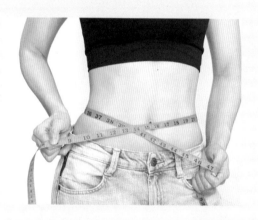

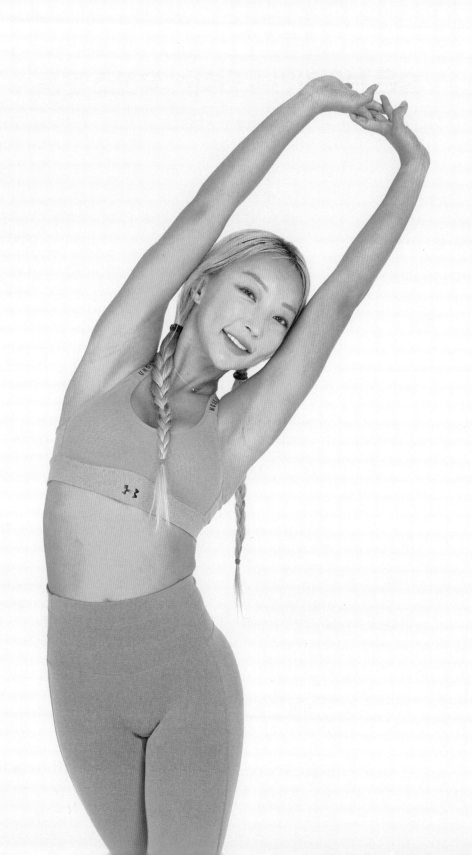

숨은 브이라인을 되찾는 유산소 운동

● 자극 부위 : 몸 전체   ● 호흡은 편하게

20회
10세트

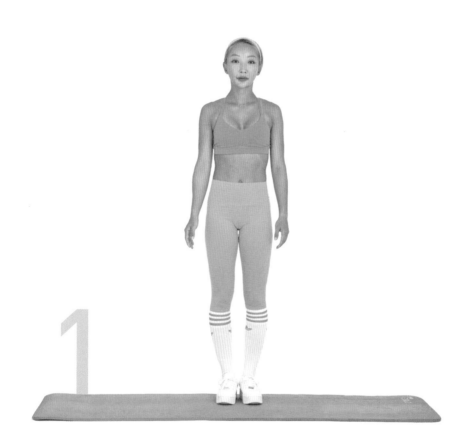

1   제자리에 서서 팔벌려뛰기를 해요.

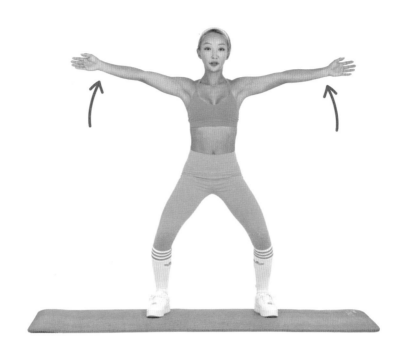

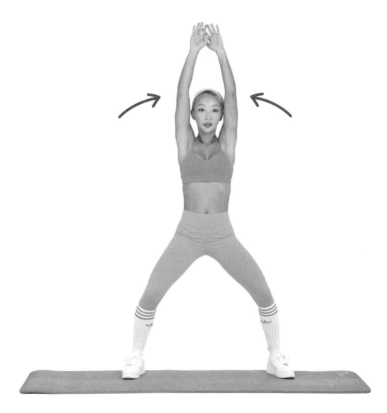

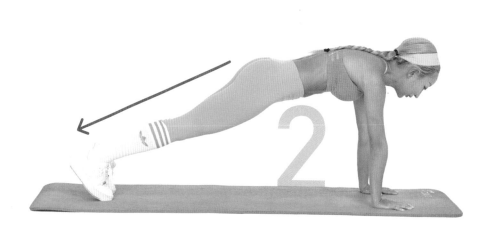

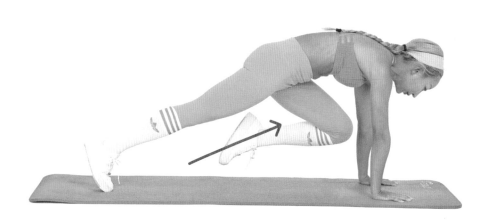

2 그다음 손을 바닥에 대고 다리를 뒤로 쭉 펴주세요. 이 상태에서 복부 힘으로 한
   쪽 무릎을 가슴 쪽으로 빠르게 가져와요(힘이 든다면 중간에 잠시 쉬어도 되지만 1분
   을 넘겨선 안 돼요).

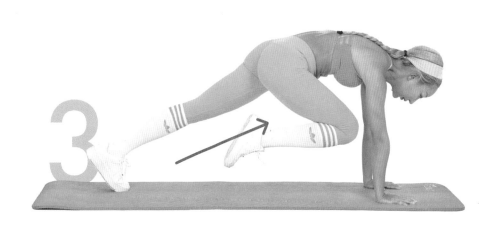

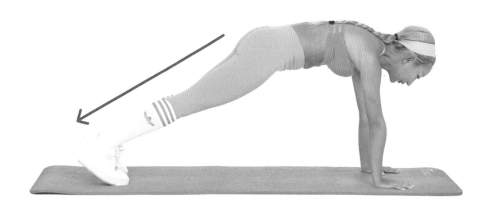

3 반대쪽 다리도 똑같이 해주세요.

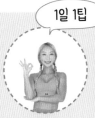

1일 1팁

운동할 때는 쉬는 시간도 꼭 지켜주세요. 대신 너무 오래 쉬어도 안 돼요. 쉬는 시간이 길어지면 심박 수가 떨어지거든요.

X 스쿼트 앤드 니 터치 Squat & Knee Touch X

의자를 이용한 전신 운동 Level 3

● 자극 부위 : 몸 전체

20회
3세트

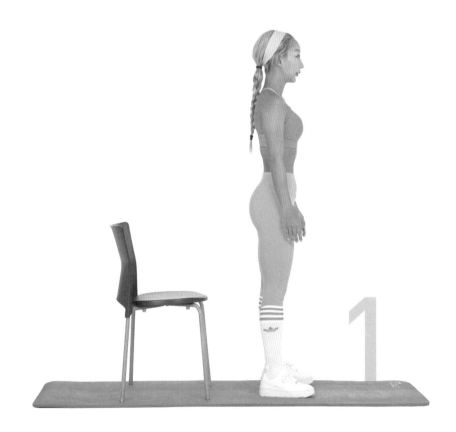

1 사진과 같이 의자를 등 뒤쪽에 두고 서요.

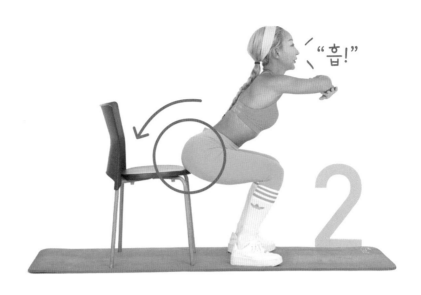

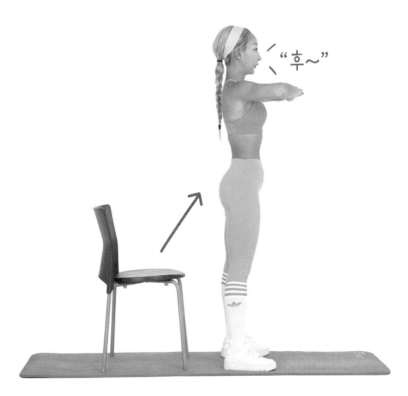

2 다리는 어깨 너비만큼 벌리고, 마시는 호흡에 가슴, 허리, 등을 쭉 편 채 스쿼트
하듯 무릎을 구부리며 엉덩이가 의자에 살짝 닿을 만큼 앉았다가 뱉는 호흡에
다시 일어나요.

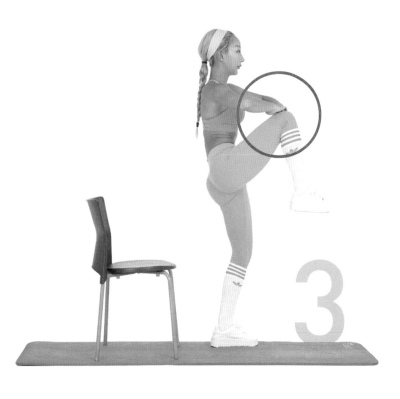

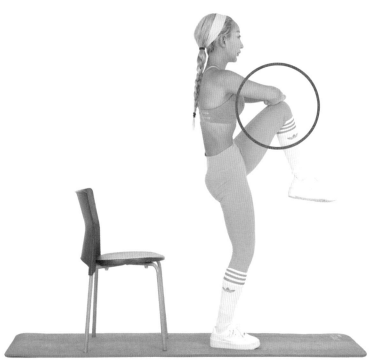

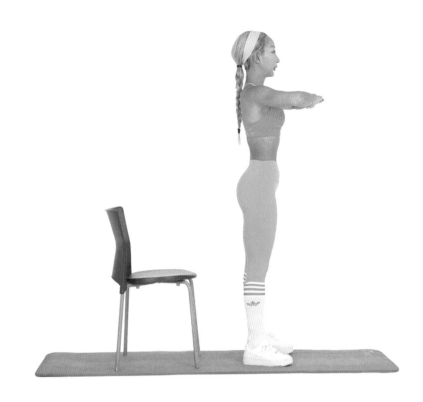

3 이번에는 양손을 가슴 앞에 모은 뒤, 양쪽 무릎을 번갈아 가며 손바닥으로 터치
해요.

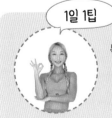

1일 1팁

특히 앉았다 일어날 때 허리가 굽지 않도록 자세를 잘 잡아주세요.

다리가 섹시해지는 체형 교정

● 자극 부위 : 다리 전체   ● 호흡은 편하게

1회
2세트

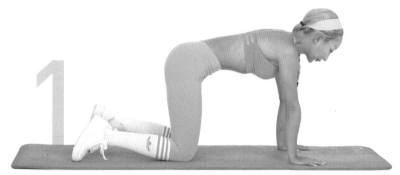

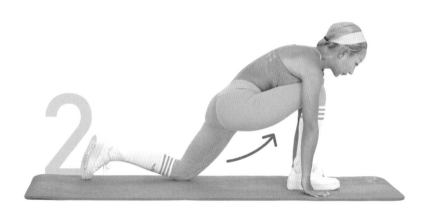

1 무릎과 손을 바닥에 대고 테이블 자세를 만들어요.

2 한쪽 다리를 양손 사이로 가져온 뒤 무릎은 세워주세요. 반대편 다리는 사진과 같이 해주세요. 혹 반대편 다리가 심하게 당기거나 불편하다면 몸의 중심을 뒤로 살짝 이동해도 돼요.

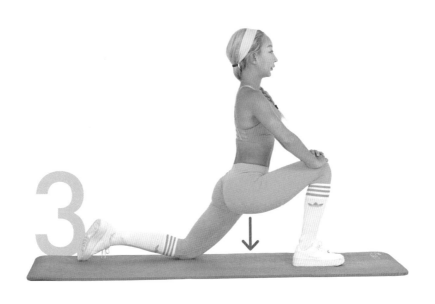

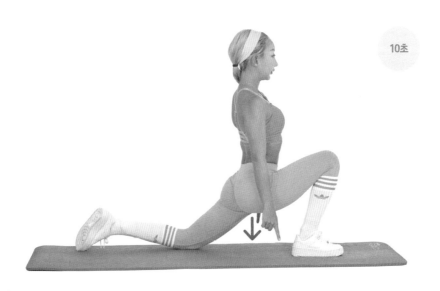

10초

3 상체를 들어주세요. 이때 몸은 정면을 보면서 골반으로 아래를 눌러줘야 해요.
   뒤로 뻗은 다리의 허벅지 앞쪽과 골반 앞쪽 근육을 이완시켜준다고 생각하세요.
   반대쪽 다리도 똑같이 해주세요.

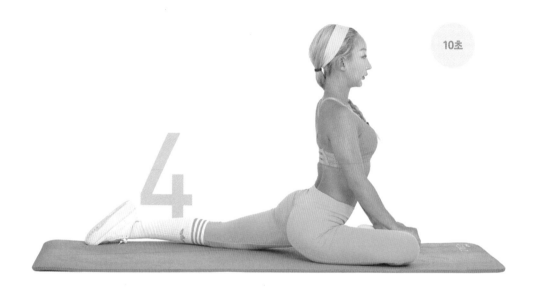

10초

4

4 이제 앞쪽 다리를 ㄱ자로 구부린 뒤 바닥에 놓고 몸은 여전히 정면을 보도록 해
　주세요. 그다음 상체를 가능한 만큼 숙이고 그대로 자세를 유지해요(이때 통증이
　심한 경우 상체를 숙이지 않아도 돼요. 대신 그 상태에서 깊게 호흡하세요). 반대쪽 다리
　도 똑같이 해주세요.

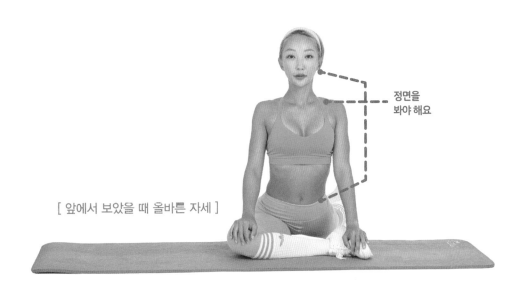

정면을
봐야 해요

[앞에서 보았을 때 올바른 자세]

10초

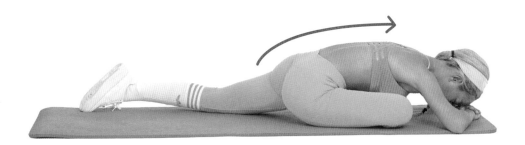

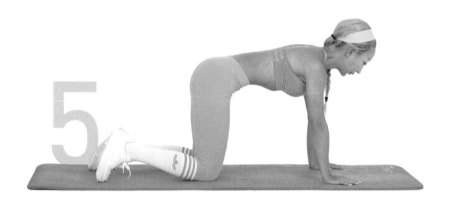

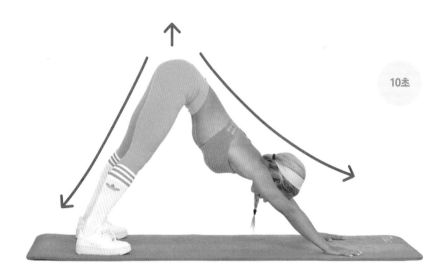

10초

5 다시 무릎과 손을 바닥에 대고 테이블 자세를 만들어요. 그다음 다리를 쭉 펴고
골반을 천장으로 들어 올려 견상 자세(다운도그)를 해주세요. 겨드랑이와 뒤꿈치
는 최대한 아래쪽으로 향한다는 느낌으로 팔을 쭉 펴요. 천천히 다리 뒤쪽 근육
전체를 이완시켜요.

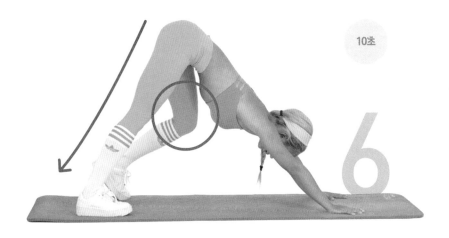

10초

6

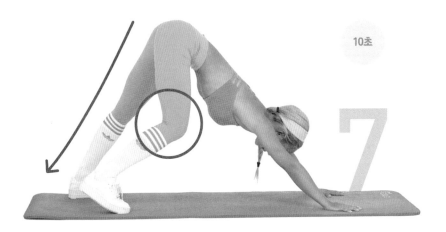

10초

7

6 5의 상태에서 한쪽 무릎을 살짝 구부리고 반대쪽 무릎은 쭉 펴주세요.
7 반대쪽 다리도 똑같이 해주세요.

113

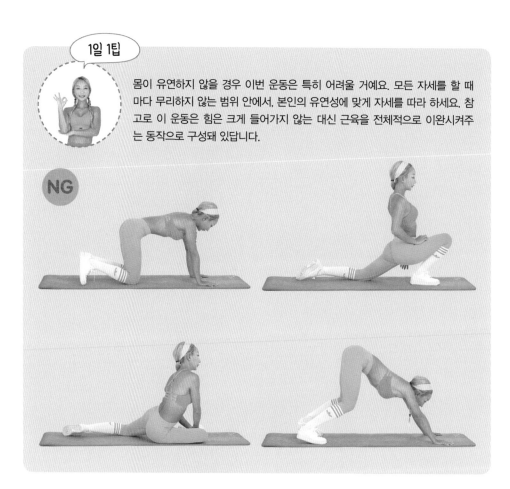

1일 1팁

몸이 유연하지 않을 경우 이번 운동은 특히 어려울 거예요. 모든 자세를 할 때마다 무리하지 않는 범위 안에서, 본인의 유연성에 맞게 자세를 따라 하세요. 참고로 이 운동은 힘은 크게 들어가지 않는 대신 근육을 전체적으로 이완시켜주는 동작으로 구성돼 있답니다.

NG

하체 부종에 효과 좋은 스트레칭

● 자극 부위 : 다리 전체　　　　　　　　● 호흡은 편하게

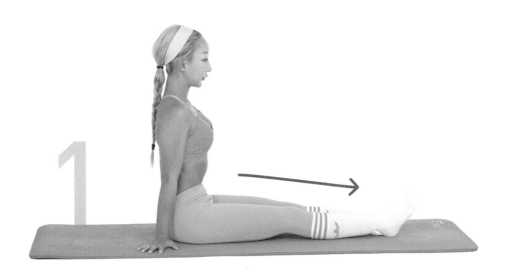

1　바닥에 앉아 다리를 앞으로 쭉 펴요.

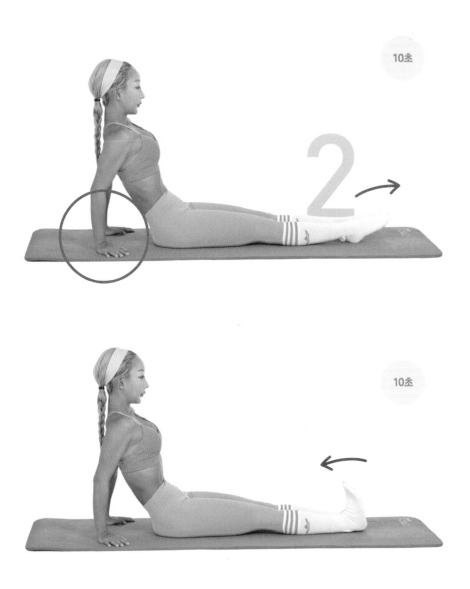

10초

10초

2 등 뒤쪽 바닥을 손으로 짚어요. 상체를 뒤로 살짝 기댄 뒤, 발끝을 멀리 밀었다가
다시 몸 쪽으로 당겨 종아리를 스트레칭해요.

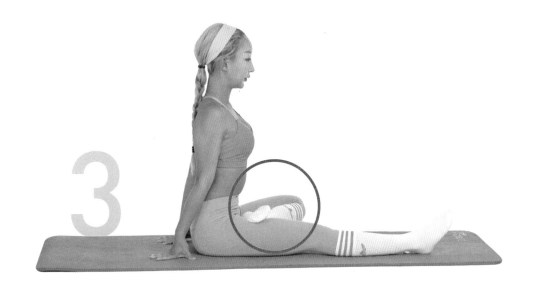

3 이번에는 한쪽 다리는 펴고, 반대쪽 다리는 무릎을 구부린 뒤 발을 고관절 쪽(허벅지와 골반이 이어지는 부분)에 올려요.

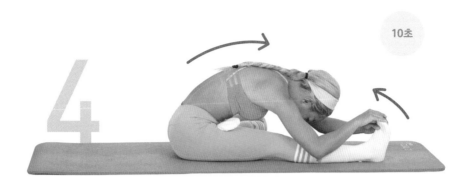

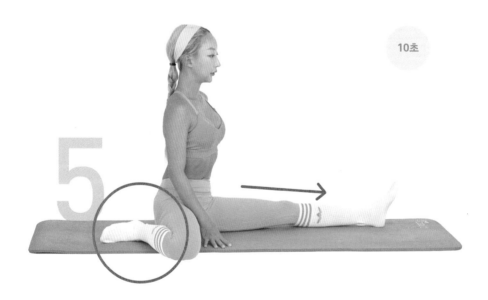

4 발끝을 몸 쪽으로 당기며, 상체를 최대한 숙인 다음 발끝을 잡고 자세를 유지해
   요. 반대쪽 다리도 똑같이 해주세요.

5 다시 상체를 일으켜 세워요. 이제는 한쪽 다리를 쭉 펴고 반대쪽 다리는 발이 골
   반 옆에 오도록 무릎을 접어요.

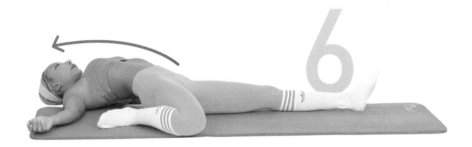

10초

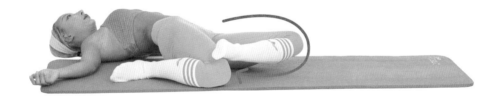

10초

6 그대로 상체만 움직여 바닥에 누워요. 누운 뒤에는 반대쪽 발을 사진과 같이 무
릎 위에 올려주세요. 이때 허리와 골반이 위로 뜨지 않게 최대한 바닥으로 누르
며 턱을 당겨주세요. 허벅지와 골반 앞쪽 근육이 이완되도록 그대로 자세를 유
지해요. 반대쪽 다리도 똑같이 해주세요.

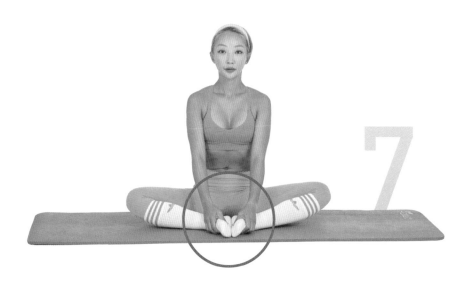

7

10초

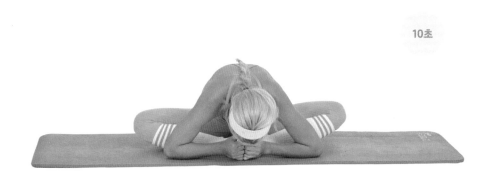

7 이제 자리에 엉덩이를 대고 앉아요. 발바닥끼리 마주 보도록 손으로 잡은 뒤 무
    릎은 최대한 바닥으로 눌러줌과 동시에 상체를 숙여(나비 자세) 그대로 자세를 유
    지해요.

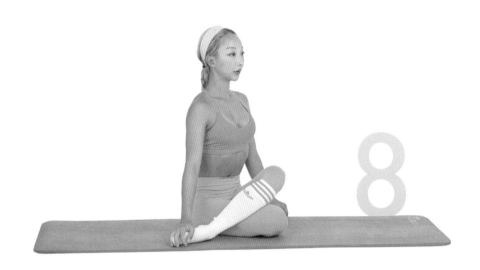

8

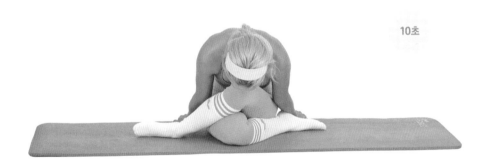

10초

8   마지막으로 양쪽 무릎이 위아래로 겹치도록(소머리 자세) 사진과 같이 자세를 잡
아요. 엉덩이가 뜨지 않도록 힘을 고루 줌과 동시에 상체는 앞으로 숙여 그대로
자세를 유지해요. 이때 골반 옆쪽, 허벅지 바깥쪽 근육이 이완돼야 해요. 반대쪽
다리도 똑같이 해주세요.

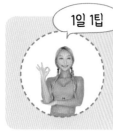

1일 1팁

모든 자세를 할 때마다 무리하지 않는 범위 안에서, 본인의 유연성에 맞게 자세를 따라 하세요.

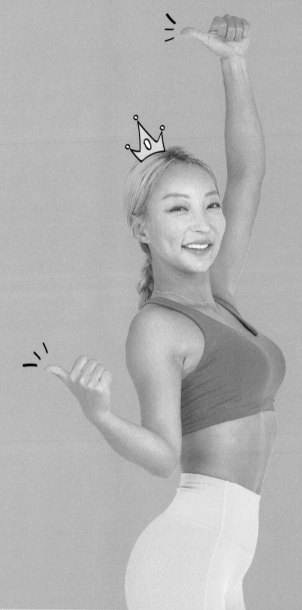

PART

4

건강하고 탄탄한 몸
완성하기

CONG PILATES ZERO HOME TRAINING

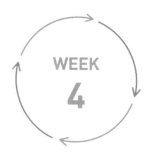

WEEK
4

여러분 벌써 대망의 마지막 주가 되었어요. 지금까지 열심히 운동한 자신을 칭찬하고 다독여주세요. 마지막 주는 유종의 미를 거두기 위해 3주 차까지의 운동보다 강도를 높였어요. 하지만 걱정하지 마세요. 3주 차까지 잘 따라왔다면 여러분의 몸은 운동에 어느 정도 익숙해진 거니까요. 이제는 근육에 더 큰 자극을 줘서 건강하고 탄탄한 몸을 완성할 수 있게 도와드릴게요. 사실 책 속의 모든 동작이 다 중요하지만, 이번 주 운동은 핵심에 더 가깝다고 할 수 있어요.

그리고 운동을 따라 하는 것보다 더 중요한 건 '결심'이에요. 처음 운동을 시작했던 1주 차의 의지와 마음을 잊지 않으며 해이해지지 말고, 끝까지 잘 따라와주세요.

무조건 ⅓만 먹기

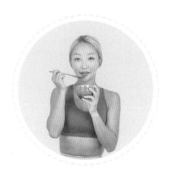

이번엔 제 경험을 이야기해드릴게요. 저도 다이어트를 처음 시작했을 때 식이 조절의 대표 공식 같은 식단을 지켰어요. '닭 가슴살, 현미밥 1/2 또는 고구마, 견과류 한 줌', '짠 것, 단 것, 인스턴트, 밀가루 절대 금지'.

그런데 인간의 심리가 그렇잖아요. 하지 말라고 하면 더 하고 싶은 마음! 가끔 그날그날 기분에 따라 매콤한 야식, 달콤한 간식이 생각나기 마련이고 그게 자연스러운 건데 무조건 '안 돼'를 고집하다 보니 오히려 부작용이 생겼어요. 어쩌다 특정 음식을 보면 눈이 뒤집혀서 몇 날 며칠 굶은 사람처럼 허겁지겁 먹게 되는 거예요. 꼭꼭 씹어 천천히 맛을 느끼고 즐기는 게 아니라 '지금이 아니면 언제 먹을 수 있을지 몰라'라는 생각에 배가 부른 것도 개의치 않고 음식을 계속 삼켰어요 (식습관에 대한 더 자세한 이야기는 Q&A에서 한 번 더 설명할게요).

그 뒤에 밀려오는 깊은 후회란. '왜 먹었지', '이러면 안 되는데', '이번에도 틀렸어' 하며 자책했죠. 다음 날엔 헬스장에 억지로 가서 어제의 죄를 씻어내기 위해 죽어라 운동했어요. 문제는 다음에 언제 그랬냐는 듯 또 다시 폭식했죠. 악순환의 반복이었어요. 이렇게 식습관이 나빠지니 소화기관도 안 좋아지기 시작했고, 결국 정신과 몸 모두 극과 극을 달리게 되었죠.

문득 맛있는 음식을 조금만 먹고도 "아, 배부르다" 하며 수저를 내려놓는 마른 체형의 친구들이 떠올랐어요. 가만 생각해보니 한때 저도 즐겁게 식사를 하고 욕심은 내지 않았는데 지금은 왜 이렇게 되었을까 하고 고민이 들었어요.

정답은 '강박감' 때문이었어요. 자꾸 '먹으면 안 돼'라고 지나치게 압박을 주다 보니 꾹꾹 억누른 식욕이 기회만 되면 터져버리는 거였죠. 음식을 보기만 하면 식욕이 통제되지 않았어요. 이러다가 평생 음식 앞에서 불행하게 살 것 같다는 생각이 들었어요.

그래서 저는 행복하고 건강하게 다이어트를 하기로 마음먹었어요. 내 몸은 평생 써야 하는 것이니까요. 앞으로 오래오래 행복하게 운동하고 맛있게 먹겠다고 생각하며 제대로 된 다이어트 의지를 세웠어요. 이때 저 스스로에게 주었던 미션이 바로 '운동 후 먹고 싶은 음식 먹기, 그 대신 양을 줄여서 조금만 먹을 것'이었죠.

그렇게 생각하고 나니 더는 먹고 싶은 음식을 참지 않아도 된다는 생각에 안심이 되었어요. 사실 처음에는 양 조절이 쉽지 않았지만 점점 시간이 지나면서 음식 욕심이 줄어들었죠. 조금씩 먹는 연습도 했어요. 그때부터는 적당히 먹고 만족하는 일이 습관이 되었어요.

혹시 한때의 저처럼 폭식이 습관이 되어서 스트레스를 받거나 건강이 나빠지고 있다면, 반드시 스스로 이겨내고 고칠 수 있으니 너무 걱정하지 마시라고 용기를 드리고 싶어요.

소식의 효과

1. 비만 예방
2. 노화 방지
3. 혈액 정화 & 면역력 증가

배부름보다 배고픔을 즐기기
음식을 무조건 먹지 않을 수는 없지만 정말 체중 조절을 원한다면 살짝 허기진 상태에 익숙해질 필요가 있어요. 과하게 먹어서 배가 부른 것보다 음식을 조절해서 먹고 몸이 가벼워지는 기분을 즐겨보세요.

생수병으로 만드는 쇄골 라인

● 자극 부위 : 어깨, 가슴 앞쪽(쇄골)

15회
3세트

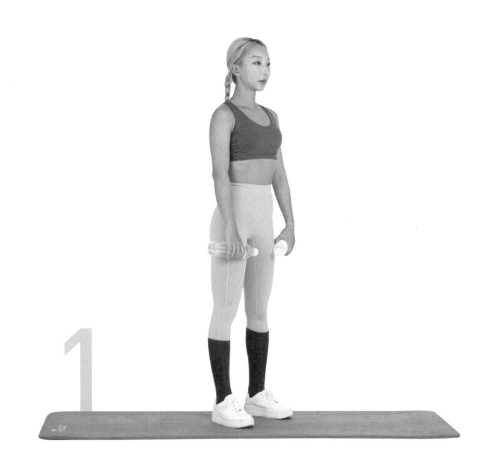

1   양손에 생수병을 들고 다리를 골반 너비만큼 벌려요.

129

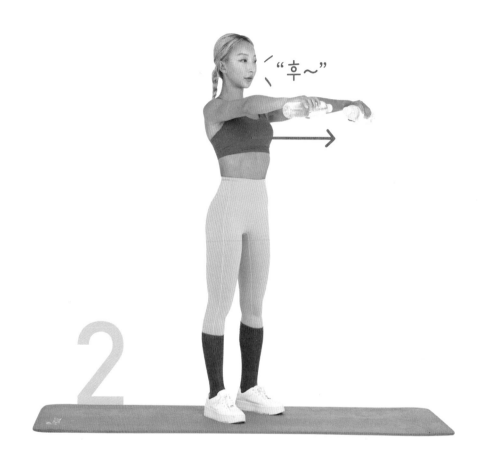

"후~"

2 허리와 가슴을 곧게 펴고 복부에 힘을 준 상태로 뱉는 호흡에 팔을 앞으로 내밀어요.

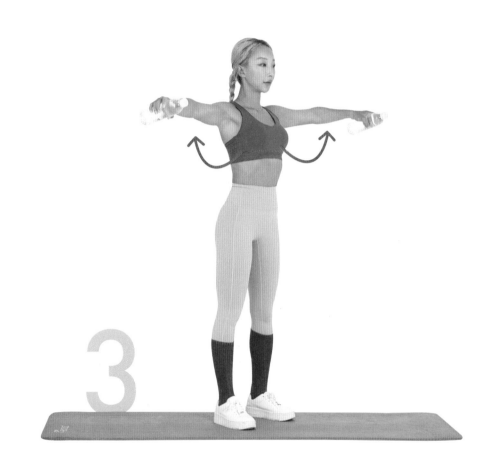

3 이번에는 팔을 사진처럼 옆으로 벌려요.

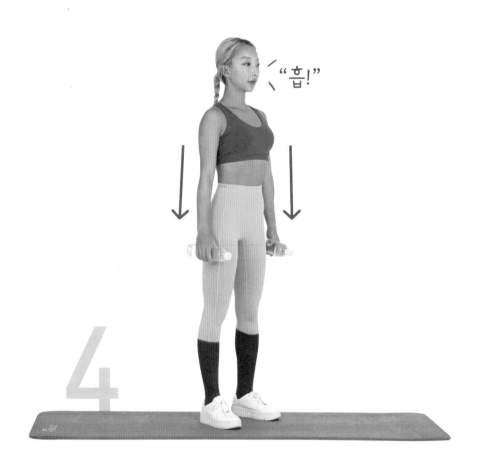

"흡!"

4 마시는 호흡에 천천히 팔을 아래로 내려요.

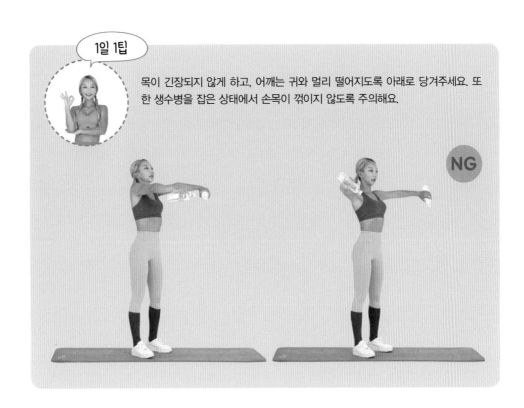

목이 긴장되지 않게 하고, 어깨는 귀와 멀리 떨어지도록 아래로 당겨주세요. 또한 생수병을 잡은 상태에서 손목이 꺾이지 않도록 주의해요.

1일 1팁

NG

탄탄한 납작 배 완성하기

● 자극 부위 : 복부, 옆구리

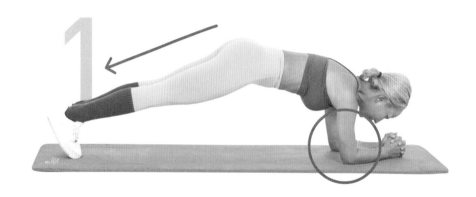

1 팔꿈치를 바닥에 대고 다리를 일자로 쭉 편 플랭크 자세를 해요.

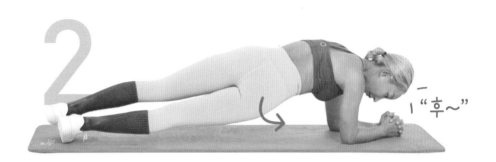

"후~"

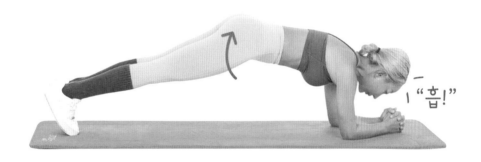

"흡!"

2 뱉는 호흡에 골반을 한쪽으로 기울여요. 땅에 닿기 직전까지 내려간 상
    태에서 복부 힘으로 그대로 버텨요. 이때 골반이 바닥에 닿아서는 안 돼
    요. 마시는 호흡에 다시 플랭크 자세로 돌아와요.

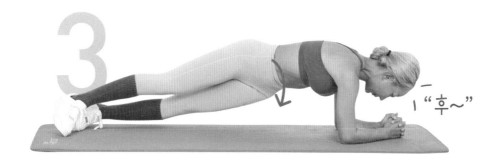

"후~"

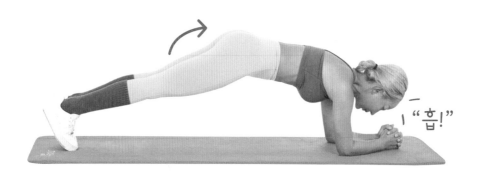

"흡!"

3 반대쪽도 똑같이 해주세요.

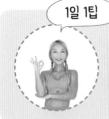

1일 1팁

시선은 바닥에 고정하여 목이 긴장되지 않게 하고, 어깨는 귀와 멀리 떨어지도록 아래로 당겨주세요. 턱은 가슴 쪽으로 당기며 동작을 해야 해요. 혹 발이 계속 미끄러지는 경우에는 발을 벽에 붙이고 운동해도 좋아요.

× 엎드려 박수 치기 ×

완벽한 뒤태를 위한 하체 운동

● 자극 부위 : 등, 허리, 엉덩이, 허벅지 전체

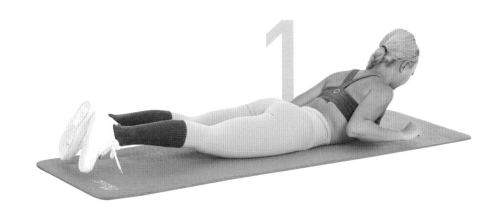

1 배를 바닥에 댄 상태로 엎드려요.

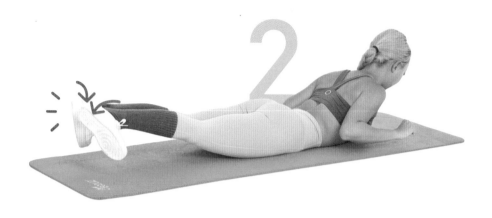

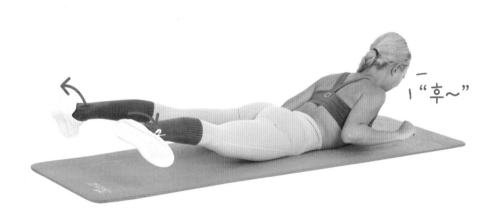

2 상체를 살짝 일으킨 상태에서 팔꿈치는 옆구리에 붙이고 턱은 가슴 쪽으로 당긴
  뒤 시선은 바닥을 향해주세요. 다리는 사진과 같이 바닥에서 살짝 띄워주세요.
  종아리를 쭉 편 다음 엉덩이에 힘을 준 상태로 뒤꿈치끼리 50회씩 부딪혀주세
  요. 이때 호흡은 짧게 '후, 후!' 하고 뱉어요.

시선은 바닥에 고정하여 목이 긴장되지 않게 하고, 무릎이 구부러지지 않도록
계속 신경 써주세요.

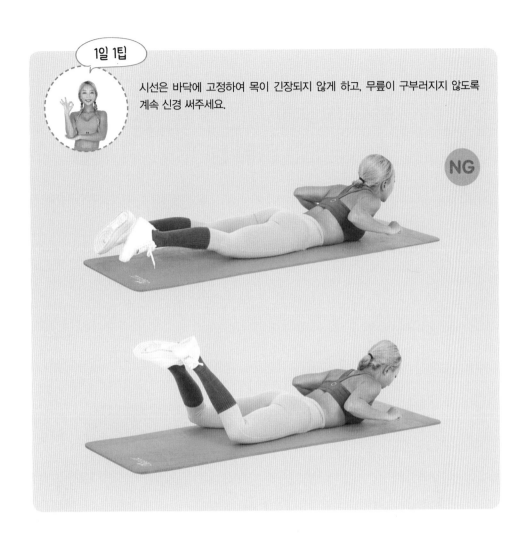

NG

매일 운동할 시간 30분은
무조건 비워 놓기

하루에 운동할 시간을 정해 놓는 것도 정말 중요해요. 출근 전 혹은 퇴근 후, 아니면 짧은 점심시간이라도 좋으니 하루에 운동할 시간을 정하고 그 시간만큼은 꼭 비워두세요. 저는 예전에 운동을 하기 위해서 아침 일찍 일어났어요. 퇴근을 빨리 할 수는 없는 상황이었거든요.

물론 몸이 피곤하면 아침에 일어나기 힘들어요. 날이 추울수록 이불 속에서 나오기도 싫고요. 하지만 그 순간을 이겨내고 운동하면 오히려 더 뿌듯하고 기분이 하루 종일 좋을 거예요. 저도 그랬어요. 5분이라도 더 자고 싶은 마음을 떨쳐내고 운동을 한 제가 너무나 기특했어요. 게다가 무슨 일이든 60일만 하면 습관이 된다고 해요. 운동이 여러분의 습관이 되기 전까지 무조건 반복적으로 꾸준히 해보세요.

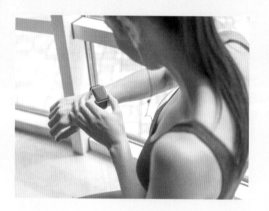

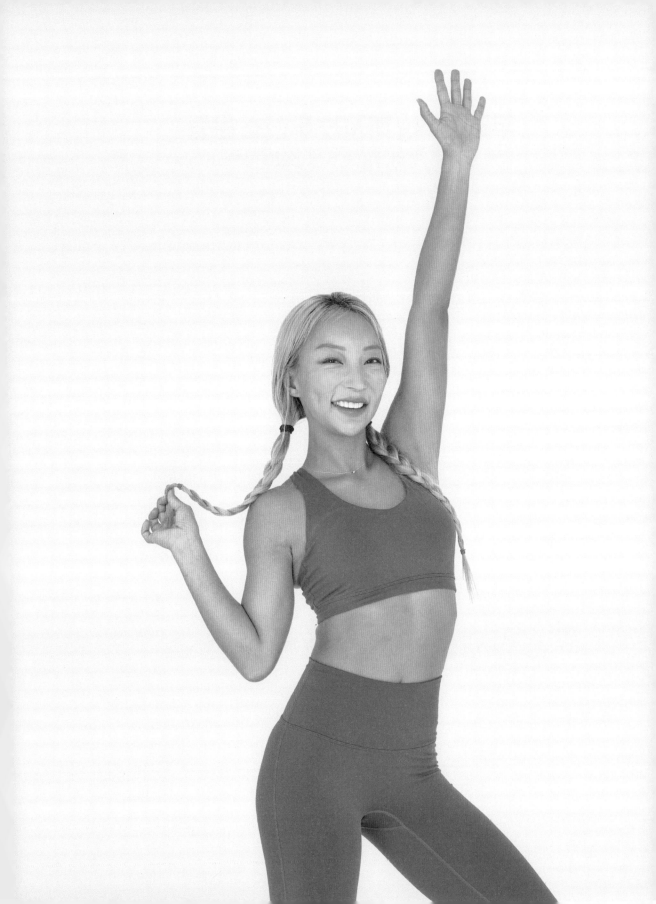

무조건 1kg 빠지는 유산소 운동

● 자극 부위 : 다리 전체, 엉덩이, 복부   ● 호흡은 편하게

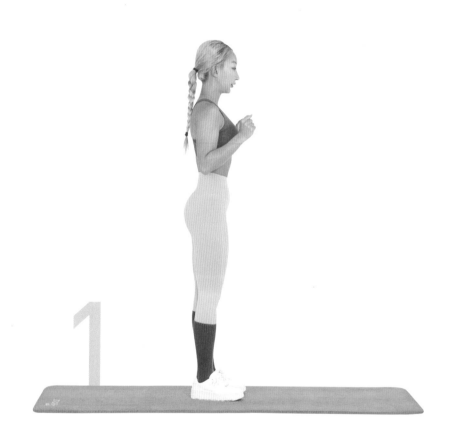

1 제자리에 선 뒤 두 손은 주먹을 쥐어요.

20회
3세트

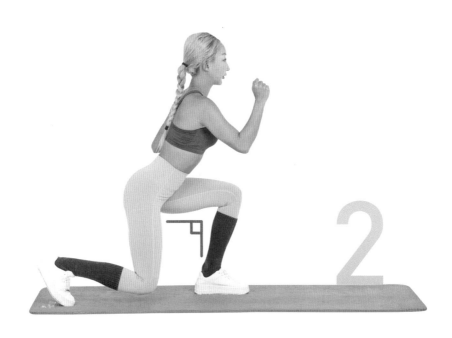

2 런지 자세를 해요. 한쪽 다리를 뒤쪽으로 보내며 무릎을 90도 정도로 구부리고,
　허리와 가슴은 쭉 펴주세요.

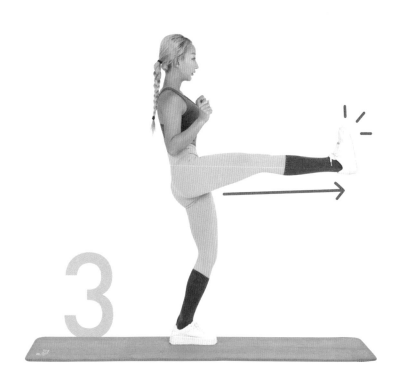

3

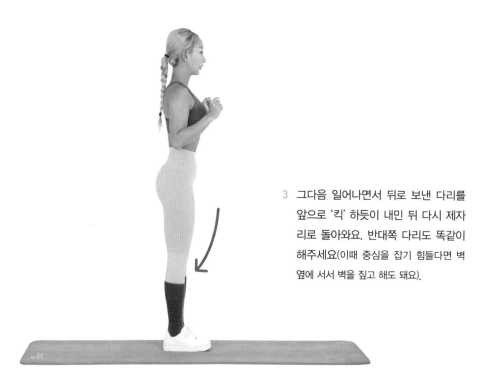

3 그다음 일어나면서 뒤로 보낸 다리를
  앞으로 '킥' 하듯이 내민 뒤 다시 제자
  리로 돌아와요. 반대쪽 다리도 똑같이
  해주세요(이때 중심을 잡기 힘들다면 벽
  옆에 서서 벽을 짚고 해도 돼요).

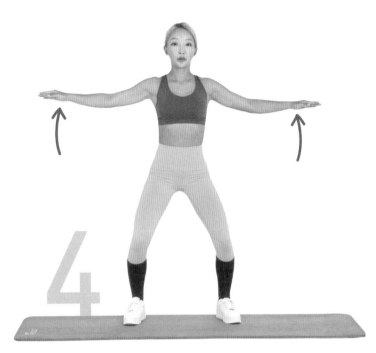

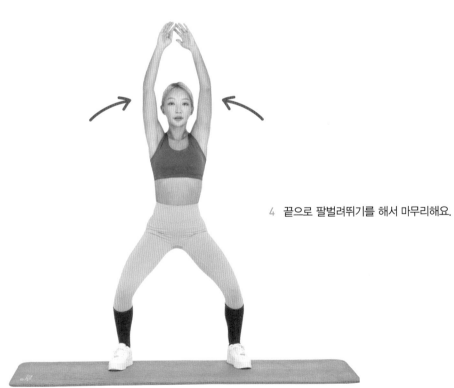

4 끝으로 팔벌려뛰기를 해서 마무리해요.

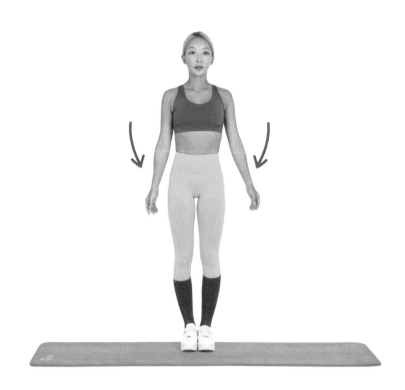

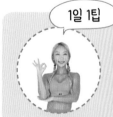

1일 1팁

런지 자세를 할 때는 앞쪽으로 보낸 다리에 체중이 실리도록 해주세요.

생수병 두 개로 하는 전신 운동 Level 4

● 자극 부위 : 몸 전체

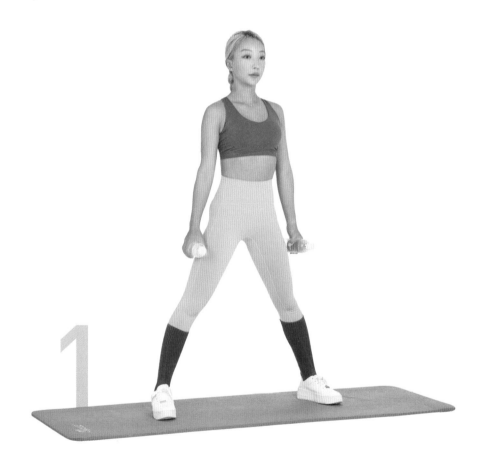

1　양손에 생수병을 들고 다리를 골반 너비만큼 벌려요.

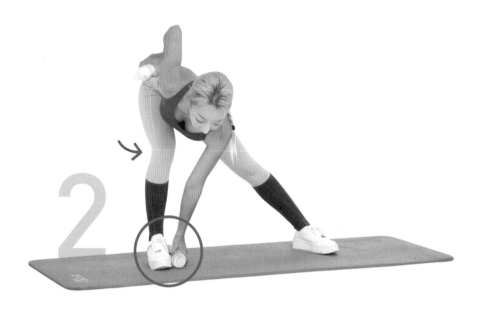

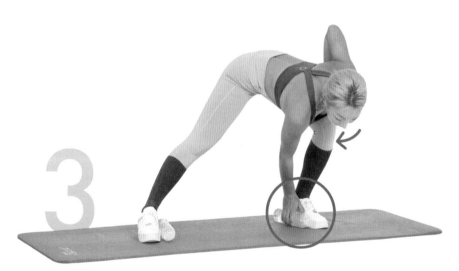

2 사이드 런지 자세를 해요. 한쪽 다리의 무릎을 살짝 구부리고 반대쪽 다리는 쭉 펴주세요. 그다음 사진과 같이 한 손에 쥔 생수병을 반대쪽 발 옆에 내려놓아요.

3 이번에는 반대쪽 다리의 무릎을 살짝 구부리면서 손에 쥔 생수병을 남은 발 옆에 내려놓아요. 이때 상체를 숙인 상태로 움직여요.

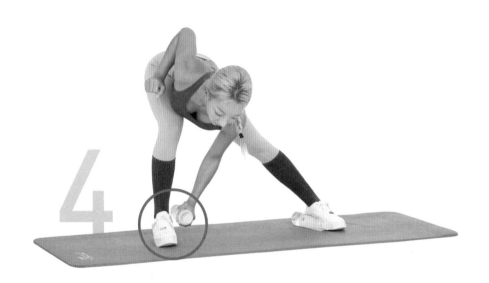

4 다시 2의 자세로 돌아간 뒤 아까 내려놓은 생수병을 다시 손에 쥐어요.

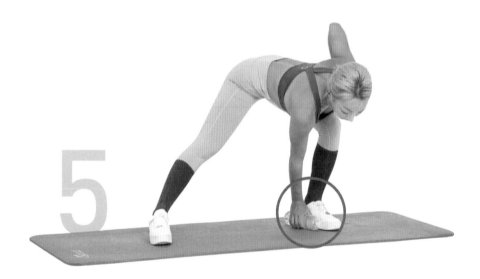

5 마찬가지로 3의 자세로 돌아간 뒤 생수병을 다시 손에 쥔 채 일어나
지 않고 2부터 반복한 다음 마무리해요.

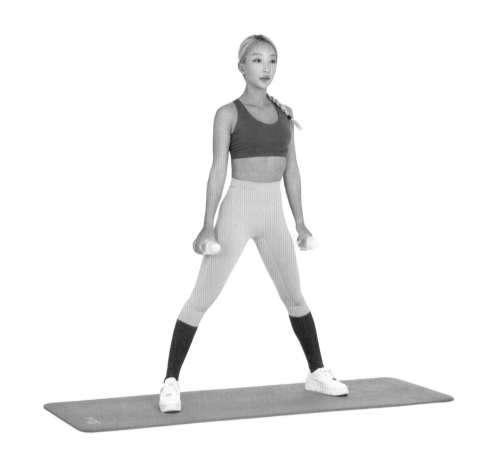

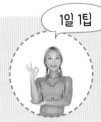

1일 1팁

흐름이 끊기지 않도록 한쪽 무릎은 펴고 다른 쪽 무릎은 구부려 가며 체중을 옮기면서 운동해요. 시선은 자연스럽게 바닥을 보고 해주세요.

코어 힘 단단하게 기르는 법

● 자극 부위 : 복부, 허리, 등, 허벅지　　　　　　　● 호흡은 편하게

10회
5세트

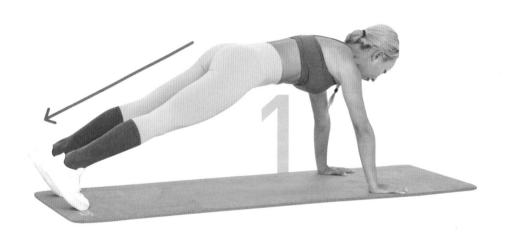

1　손을 바닥에 대고 다리는 뒤로 쭉 펴주세요. 이때 엉덩이는 낮추고 복부 힘으로
　　자세를 유지해요.

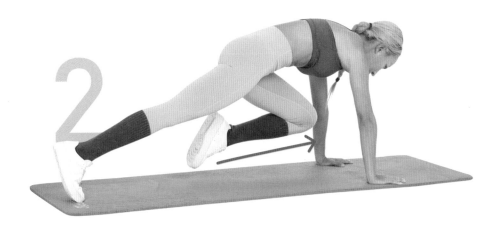

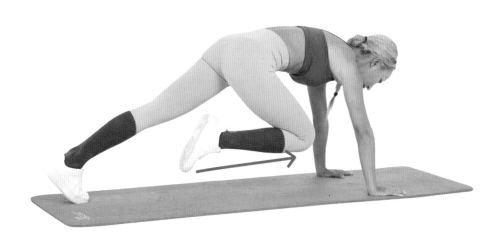

2 엎드린 상태로 달린다고 생각하며 무릎을 빠르게 번갈아 가며 가슴 쪽으로 당겨
와요. 반대쪽 다리도 똑같이 해주세요.

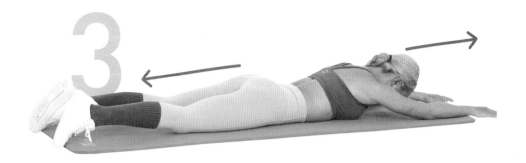

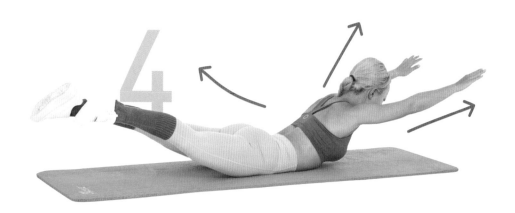

3 이번엔 배를 바닥에 대고 엎드린 뒤 시선은 바닥에 고정하고 팔다리를 쭉 펴주
세요.

4 만세 자세를 하듯 팔다리를 들어요. 단 복부와 허리 힘으로만 팔과 다리를 들어
올려요.

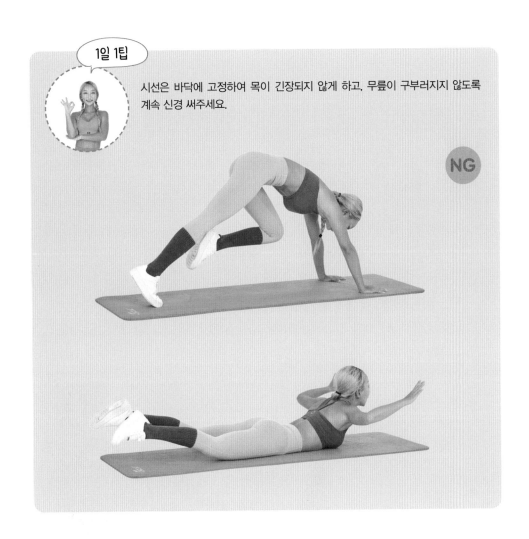

1일 1팁

시선은 바닥에 고정하여 목이 긴장되지 않게 하고, 무릎이 구부러지지 않도록
계속 신경 써주세요.

NG

열심히 운동한 자신에게 보상을 줄 것

이 세상에 보너스를 안 좋아하는 사람이 있을까요? 만약 이번 달에 목표한 운동을 하나도 놓치지 않았고, 운동 일기도 잘 기록했고, 몸에 변화가 나타났다면 고생한 나 자신에게 상을 주세요.

저는 예쁜 운동화, 운동복 쇼핑으로 스스로에게 상을 주곤 했어요. 다음 달에 지금 구입한 신상 운동복을 입고 더 열심히 운동하자는 마음으로요. 맛있는 음식도 먹고(이때만큼은 칼로리 신경 쓰지 않기), 먹고 싶었던 디저트도 맛보고, 술도 하루 정도는 실컷 마시는 등 여태 고생하고 수고한 나에게 상을 주는 것도 중요해요. 채찍만큼 당근도 중요하니까요. 그리고 '다음 달에도 열심히 해서 또 상을 줘야지!'라고 다짐하고 있다면, 여러분은 정말 변하고 있는 거예요.

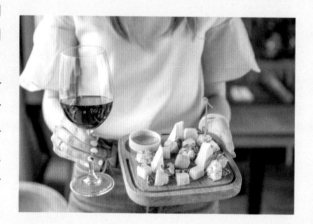

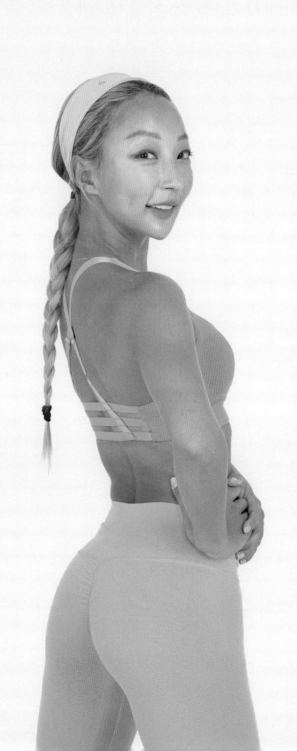

구석구석 전신 스트레칭

● 자극 부위 : 몸 전체

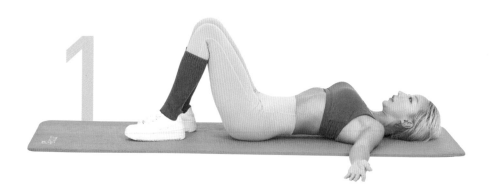

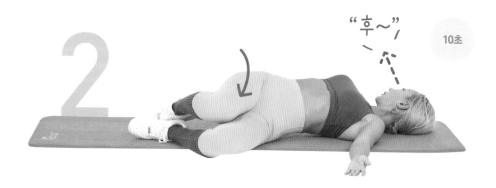

"후~"

10초

1 무릎을 구부린 채로 천장을 보고 누워요.
2 뱉는 호흡에 무릎을 구부린 양 다리와 골반을 한쪽으로 기울여주세요. 이때 시
   선은 반대쪽을 바라봐요.

1회
2세트

10초

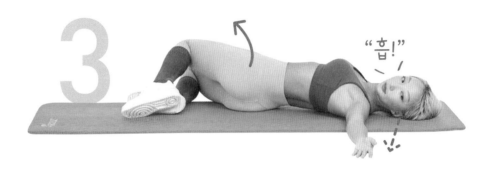
3 "흡!"

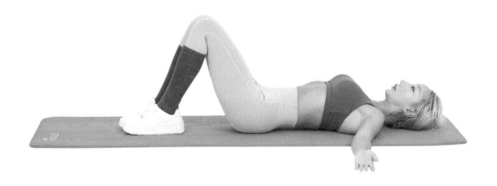

3   마시는 호흡에 반대쪽도 똑같이 해주세요.

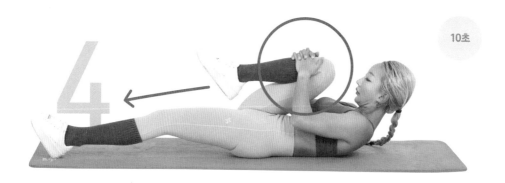

10초

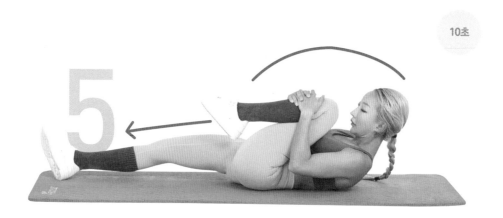

10초

4 이번에는 한쪽 무릎을 손으로 감싸 쥐어요. 반대쪽 다리는 아래로 쭉 펴고, 구부
  린 무릎과 이마가 닿는다는 느낌으로 몸 전체를 공처럼 동그랗게 말아주세요.
  이때 호흡은 편하게 내쉬어요.

5 반대쪽 다리도 똑같이 해주세요.

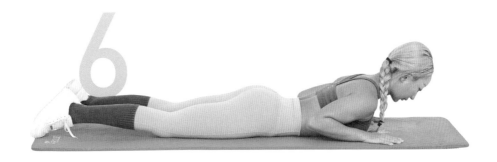

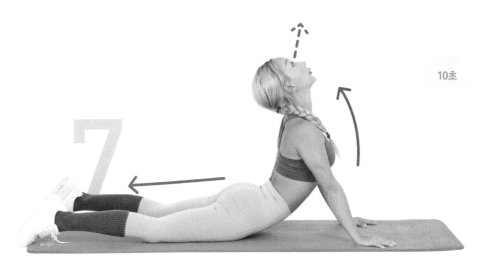

10초

6 배를 바닥에 대고 엎드려요.

7 손은 사진과 같이 가슴 근처에 내려놓고, 다리는 뒤로 쭉 펴요. 그 상태에서 구부
린 팔을 펴서 상체를 일으켜요. 시선은 천장을 봐요. 허벅지, 골반, 배가 스트레
칭되는 느낌이 들어야 해요. 이때 목이 긴장되지 않게 하고 어깨는 귀와 멀리 떨
어지도록 아래로 당겨주세요.

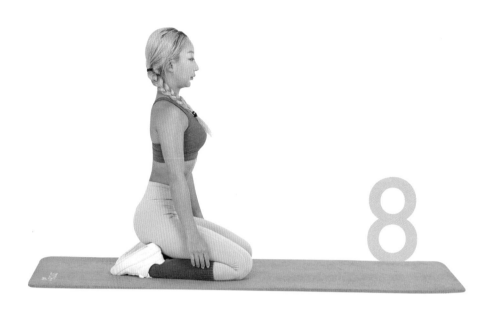

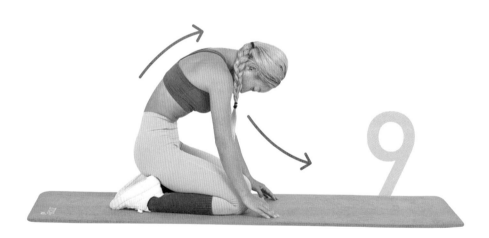

8 사진과 같이 무릎을 구부려 앉은 뒤 엉덩이를 발바닥 위에 얹어요.

9 아기 자세(절하는 자세)를 할 거예요. 상체를 숙이면서 팔을 천천히 앞으로 보내주세요.

10초

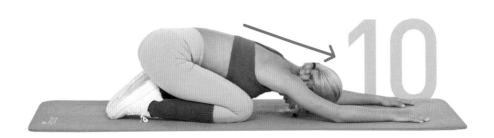

10 팔은 앞으로 쭉 펴고 상체에 힘을 푼 채 고개는 숙인 뒤 5회 정도 크게 호흡을
    내쉬어요. 그다음 등을 동그랗게 말고 배꼽을 보면서 천천히 상체를 일으켜 8
    의 자세로 돌아와요(과정 10⋯9⋯8의 순서를 따라 하면 돼요).

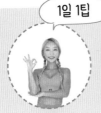

1일 1팁

호흡은 최대한 깊고 길게 해주세요.

콩필라테스 운동
Q & A

CONG PILATES ZERO HOME TRAINING

1. 사무실에서도 간단하게 할 수 있는 복근 운동이 있나요?

평소 의자를 이용해서 할 수 있는 복근 운동이 참 많아요. 그중 효과 좋은 두 가지 동작을
알려드릴게요(PART 2의 '의자를 이용한 스트레칭'도 함께 해주세요).

✕ 체어 레그레이즈 Chair Leg Raise ✕

20회
3세트

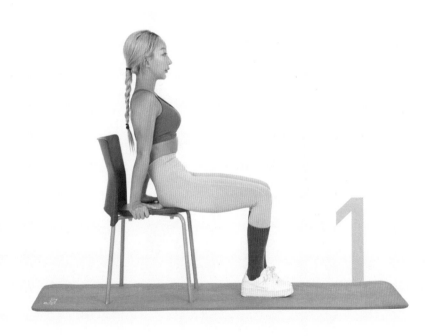

1   의자에 앉은 뒤 양손으로 의자 옆을 잡아요.

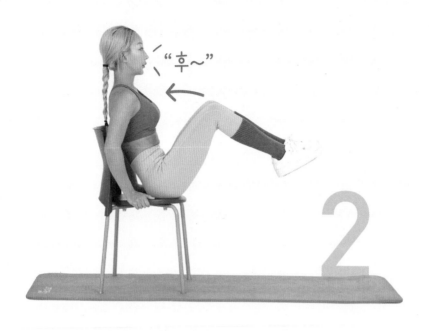

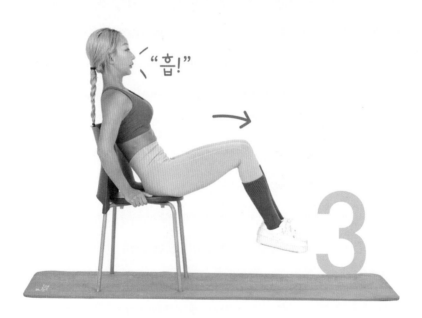

2 뱉는 호흡에 복부 힘으로 다리를 들어 가슴 쪽으로 당겨주세요. 이때 다리는 무릎이 붙은 상태여야 해요.

3 마시는 호흡에 천천히 복부 힘으로 다리를 내려주세요.

X 체어 플랭크 Chair Plank X

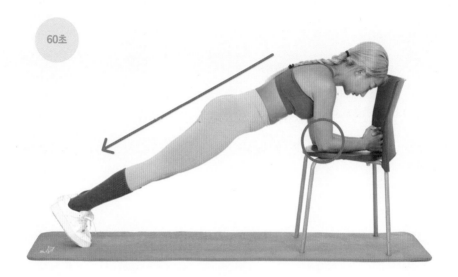

60초

의자에 팔꿈치를 올리고 다리를 뒤로 쭉 펴요. 이때 엉덩이가 위로 올라가지 않도록 주의하며 어깨에서 발끝까지 몸을 일직선으로 만들어요. 허벅지 사이는 꾹 붙여주세요. 복부 힘으로 버티면서 그대로 자세를 유지하고, 목이 긴장되지 않게 하며 어깨는 귀와 멀리 떨어지도록 아래로 당겨주세요.

2. 폭식을 멈추는 노하우가 있나요?

폭식, 다이어트의 가장 큰 적. 혹시 여러분도 '아, 나는 망했어' 혹은 '에라, 모르겠어' 하면서 나도 모르게 폭식을 하는 자기 자신을 발견했던 적이 있나요? 실은 어느 날 제가 어떤 분에게 온라인에서 메시지를 받은 적이 있어요.

> 명절 때 많이 먹을까 봐 고향집에 안 가고 집에서 혼자 식단을 지키면서 지내고 있었는데 갑자기 식욕이 폭발했어요. 그런데 많이 먹은 뒤에 억지로 토했어요. 저 어떡하죠? 이렇게 하면 살이 안 찔까요?

메시지를 보는 순간 옛날의 제가 떠올라서 마음이 아팠어요. 저는 다이어트를 시작한 지 거의 10년이 됐어요. 사실 열아홉 살까지는 살 때문에 스트레스를 받은 적이 단 한 번도 없었어요. 그냥 먹고 싶으면 먹고, 배부르면 그만 먹고, 군것질 하고 싶으면 그렇게 하면서 살았죠.

그런데 스무 살 때부터 갑자기 살이 찌기 시작했어요. 지금 생각해보면 그 이유는 '스트레스', '불규칙적인 식습관', '음주'였어요. 대학생이 되고 난 뒤 친구들과 매일 술을 마시며 고칼로리 안주를 먹고, 클럽에 가서 밤을 새워 놀고, 끼니도 제때 안 챙겨 먹다가 배가 고프면 폭식하고……. 이때부터 뱃살이 엄청나게 찌기 시작했고, 난생처음 보는 충격적인 몸매가 드러나기 시작했어요. 입던 바지가 맞지 않고, 배가 골반보다 더 튀어나오고, 턱이 두세 겹으로 접히면서 처음으로 다이어트를 다짐했어요.

"살을 빼야 돼", "먹으면 안 돼"라는 이 두 가지 생각만 머릿속에 가득했던 저는 스스로에게 스트레스를 주기 시작했어요. 당시엔 운동이 하기 싫었기 때문에 무작정 굶었어요. 친구들과 식당에 간 뒤 모두 맛있게 먹는 걸 보면서도 저는 정말 단 한 입도 먹지 않았어요. 참 독했던 것 같아요. 그냥 마르면 된다는 생각에 미친 듯이 굶으면서 최소한의 음식만 섭취하

거나 방울토마토, 닭가슴살 등만 먹으며 극단적인
원푸드 다이어트를 했어요.

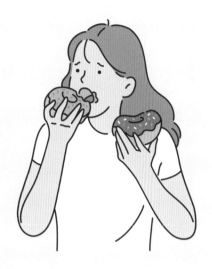

얼마 뒤 노력의 결과대로 원하는 몸무게와 몸매
를 다시 되찾았어요. 하지만 그렇게 만든 몸이 얼
마나 갈 수 있을까요? 살을 뺀 지 무려 6개월도 지
나지 않아서 저는 인생 최대 몸무게를 얻었어요.
오히려 전보다 살이 더 쪘어요. 요요가 온 거죠.

게다가 굶나 보니 음식에 대한 집착이 커져서 배
가 고프지도 않은데도 한번 먹기 시작하면 욕구를
주체할 수 없었어요. 그냥 무조건 입으로 밀어 넣었죠. 배가 찢어질 정도로 부풀어 오를 때까
지 먹고 또 먹었어요.

그때부터 제가 택한 방법은 '먹고 토하기'였어요. 먹은 뒤에 다 뱉어내면 맛은 즐기면서 살
은 찌지 않을 거라고 생각했거든요. 한순간에 어마어마하게 살이 찐 제 자신이 밉고 싫어서
음식을 먹은 뒤에 다 게워냈어요. 배달 음식, 편의점 음식, 그 밖에 먹고 싶은 음식은 모조리
다 사서 씹지도 않고 마구 삼켜버린 뒤에 화장실로 가서 더는 나오지 않을 때까지 토했어요.
그러다 보니 폭식증이 점점 더 심해졌죠. '먹고 토하지 뭐'라는 생각이 잘못된 것을 알았지만
멈출 수가 없었어요. 계속 악순환이 이어졌죠. 나중에는 여러 사람이 모이는 자리에도 가지
않았어요. 혼자일 때는 남의 눈치를 보지 않고 아무 때나 화장실에 가서 토할 수 있었거든요.

집에 혼자 있을수록 증상이 더 심해졌어요. 그렇게 혼자 먹고 토하는 시간이 길어지면서
가끔 친구나 지인들을 만나고 오면 오늘 무슨 얘길 했는지 기억도 하지 못했어요. 그 정도로
정신없이 음식만 먹고 왔던 거예요. 사람과 교류는 하지 않고요. 심지어 집에 오는 길에 군
것질거리를 잔뜩 사서 먹고 또 다 뱉어내고……. 한두 달이 아니라 몇 년을 그렇게 살았어
요. 정말 이제는 안 되겠다 싶어서 정신병원에 가서 상담을 받으려고 예약까지 했어요. 토를
억지로 하기 위해서 입안에 무리하게 손가락을 집어넣는 바람에 손에 상처가 생겼고, 행여
나 누가 알아볼까 봐 손을 숨기곤 했죠. 위도 점점 안 좋아지는 게 느껴졌어요. 먹으면 잘 체

하고, 위가 매일 따갑고 아팠어요. 토를 많이 하니 침샘도 퉁퉁 부어서 얼굴까지 상했어요. 이때부터는 운동도 토하는 것처럼 미친듯이 했어요. 먹어서 토한 게 아니라 토할 때까지 운동했어요. 여전히 살 찌는 게 두려웠거든요.

이제 고치지 않으면 되돌릴 수 없다는 사실을 깨달은 순간, 그때부터 제 습관과 생활을 바꾸기 위해서 노력했어요. 일단 혼자서 밥을 먹지 않았어요. 사람들과 같이 먹는 연습을 했어요. 정말 '인간'이 어떻게 먹는지 보고 그대로 따라 하려고 노력했어요. 웃긴 말이지만 몇 년간 저는 먹을 때 사람처럼 행동하지 않았으니까요. 음식을 짐승처럼 먹고 역류시켰잖아요.

우선 식이 조절의 문제를 떠나서, 먹는 양을 줄이고 배고픔과 배부름을 올바르게 인지하는 게 최우선이었어요. 물론 처음에는 '토하지 않으면' 살이 찔까 봐 너무나 두려웠어요. 하지만 제 모든 속도와 강도를 '중'으로 맞추겠다고 다짐했어요. 운동도, 식단도, 욕심도 적당한 선에서 균형을 이뤄야 악순환의 고리를 끊을 수 있다고 생각했어요. 처음엔 잘 되지 않았어요. 하루 이틀 잘 참다가 또 토했죠. 하지만 그럴 때마다 저를 다그치고 나무라는 것을 그만뒀어요. "괜찮아, 내일 또 하면 돼. 오늘 잠깐 실수한 거야"라고 말이에요.

그렇게 마음먹고 운동을 꾸준히 했고 토하는 횟수를 점점 줄여갔어요. 사람을 만나는 것도 두려워하지 않았고, 같이 맛있는 것을 먹으면서 대화하는 방법도 다시 터득했고, 배부른 느낌이 들면 수저를 내려놓는 연습도 했고, 디저트가 정말 먹고 싶으면 참지 않는 대신 적당히 먹는 훈련을 하고 또 했어요. 많이 먹으면 살이 찌지만 다시 열심히 운동하고 식이를 조절하면 금방 살을 뺄 수 있다는 생각을 갖는 연습, 천천히 먹는 연습, 식재료 맛을 느끼며 먹는 연습 등을 하며 나쁜 습관들을 버리기 위해서 수년간 노력했어요.

그리고 스트레스가 폭식이 되지 않도록 신경 썼어요. 일단 제가 주로 언제 폭식을 하는지 알기 위해서 매일 노트에 기록했어요. 지루함을 느낄 때, 짜증날 때, 해야 할 일을 하지 않았을 때, 운동을 빼먹었을 때 등 마음 상태를 쓰면서 계속 스스로 질문하고 되돌아봤어요. '지금 눈앞에 있는 맛있는 간식을 먹을 수 없다고 생각하면 안 돼. 누가 먹지 말라고 한 게 아니잖아? 나 스스로를 너무 압박해서는 안 돼'라고 말이에요. 무조건 먹으면 안 된다는 생각 대신 '언제든지 먹을 수 있다. 나는 이 음식을 조금만 먹고도 만족할 수 있다. 먹고 싶지만 건강을 위해 참을 수 있다'라고 생각하면 식욕을 조절하는 것이 좀 더 쉬워졌어요. 그렇게 시간이 지나자 건강한 몸과 마음을 다시 갖게 됐어요.

여러분도 잘 알 듯이 습관은 절대 한 번에 고쳐지지 않아요. 망가진 몸과 정신도 되돌리는 데 참 오래 걸려요. 그래도 의지력과 끈기만 있다면 결국 해낼 수 있어요. 지금까지 욕구를 참지 못하고 살아왔어도 잘못된 걸 알고 있다면 앞으로 고치면 돼요. 전혀 늦지 않았고 무조건 할 수 있어요. 저처럼요.

저도 지금은 먹고 싶은 음식을 먹고 운동하면서 예전보다 몸이 훨씬 좋아졌어요. 몇 년간 나를 괴롭히던 강박에서 벗어나자 오히려 운동을 더 즐기게 됐고요. 건강한 몸과 마음을 위해 우리 모두 조금만 더 힘내요.

3. 운동하기 싫은 날은 어떻게 극복해야 할까요?

저에게도 운동 슬럼프는 종종 찾아와요. 컨디션도 떨어지고, 몸이 축축 처지면서 운동하기 싫은 날이 종종 생겨요. 특히 생리하기 전은 더 그렇죠. 호르몬의 변화 때문인지 매달 주기적으로 그런 순간이 생기곤 해요. 비가 내리거나 흐린 날도 몸이 물을 머금은 듯 무겁고, 추운 겨울이 되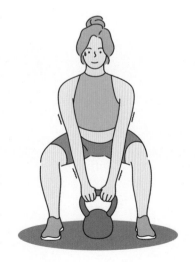면 운동하러 가기 더 싫어지죠. 가끔은 괴로워서 울 때도 있어요. 그래서 저는 일주일에 최소 한 번에서 최대 두 번 정도 무한 휴식 시간을 갖기로 했어요. 운동하지 않고 먹고 싶은 거 먹으면서 푹 쉬는 거죠.

그럼에도 불구하고 힘든 순간이 찾아오면, 저는 이 말을 떠올려요. "아무 일도 하지 않으면 아무 일도 일어나지 않는다. 너는 내일 후회할 것이다. 오늘 아무것도 하지 않은 것을……." 제가 운동하기 싫을 때마다 떠올리는 문장이에요. 운동을 처음 시작했을 때 매일 아침마다 이 말을 수백 번씩 떠올렸어요. 오늘 그냥 포기하고 쉬면 내일 후회하게 된다는 것이 정말 공포스러웠어요. 시간은 다시 되돌릴 수 없잖아요.

저는 하루하루 후회 없이 열심히 보내는 것을 굉장히 중요하게 생각해요. 그래서 후회 없는 내일을 보내기 위해서 오늘 운동하자는 다짐의 효과가 정말로 컸어요. 저는 지금보다 더 나아지고 싶고, 무엇보다 나 자신과 약속했기 때문에 절대 어기고 싶지 않았어요. 그래서 '일단 하자!'라는 마음 가짐으로 운동을 시작했죠. 또 막상 시작이 어렵지, 사실 운동을 하면 땀이 나면서 몸이 풀리고 심박 수가 증가하며 오히려 기분이 더 좋아지고 운동이 잘된 적도 많았어요. 여러분도 마찬가지일 거예요.

그래도 운동이 정말 하기 싫다면, 그런 날은 운동을 '짧고 굵게' 끝내는 것을 추천해요. 짧은 시간에 강도 있는 운동을 집중적으로 해보는 거예요. 의외로 하고 나면 성취감이 높아져서 휴식 시간도 더 값지게 느껴질걸요? 이런 기분을 한 번, 두 번, 세 번, 열 번, 백 번쯤 느끼고 나면 그다음부턴 몸을 움직이는 게 쉬워져요.

4. 만성 허리 통증을 앓는 사람은 어떻게 운동해야 하나요?

사람마다 통증의 원인이나 정도에 차이가 있어서 어떤 운동은 도움이 될 수 있고, 어떤 운동은 증상을 악화시킬 수 있어요. 허리 통증이 있는 분이라면 무리한 운동보다 가벼운 운동이 좋고, 무엇보다 통증이 심하다면 무조건 병원부터 방문해서 정확한 진단 및 치료를 받는 것을 추천해요. 그리고 아래 세 가지 운동을 꾸준히 한다면 허리 통증 해소에 도움이 될 거예요.

X 브릿지 Bridge X

15회
3세트

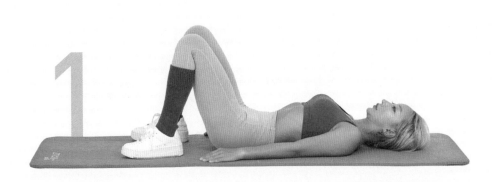

1 무릎을 구부린 채로 천장을 보고 누워요. 무릎은 어깨 너비만큼 벌리고 팔은 펴서 몸 옆에 편하게 둬요.

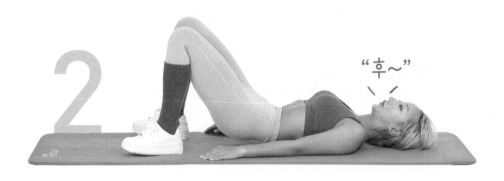

"후~"

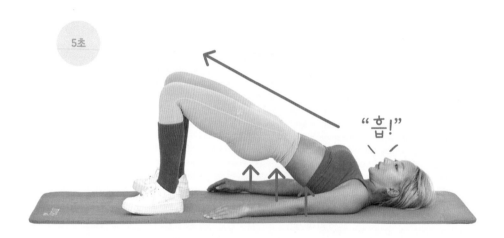

5초

"흡!"

2 뱉는 호흡에 꼬리뼈부터 천천히 골반 → 허리 → 가슴 순서로 몸을 들어 올려요.
어깨부터 무릎까지 몸이 일직선이 되도록 복부, 엉덩이, 허벅지 힘으로 자세를
유지해요. 이 상태에서 호흡을 마시고 잠시 그대로 버텨요.

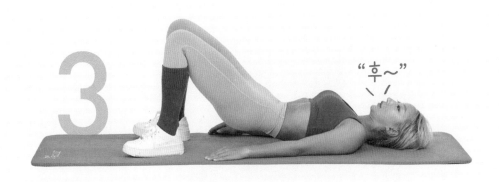

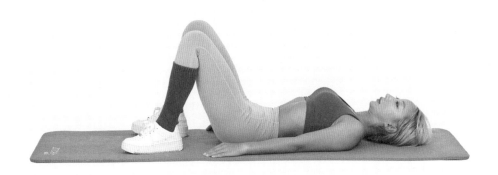

3 뱉는 호흡에 다시 가슴 → 허리 → 골반 순서로 몸을 천천히 내려주세요. 이때
목에 힘을 빼고, 턱이 위로 들리지 않도록 주의해요.

✕ 장요근 스트레칭 ✕

1회
3세트

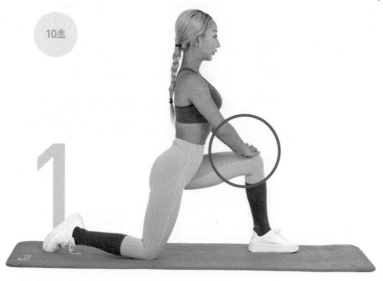

10초

1

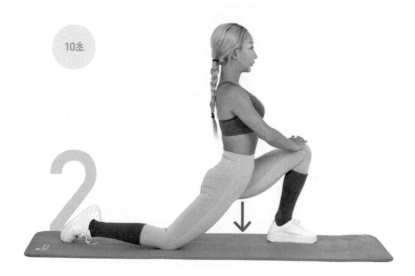

10초

2

1 사진과 같이 뒤쪽 무릎은 바닥에 대고 앞쪽 무릎은 굽혀주세요.
2 상체를 앞으로 보내면서 골반으로 아래를 눌러주세요. 뒤로 보낸 다리의 허벅지
   와 골반 앞쪽 근육을 이완시켜준다고 생각하며 그대로 자세를 유지해요. 반대쪽
   다리도 똑같이 해주세요.

✕ 둔근 스트레칭 ✕

10초

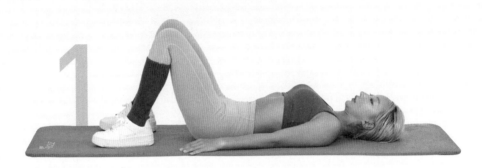

10초

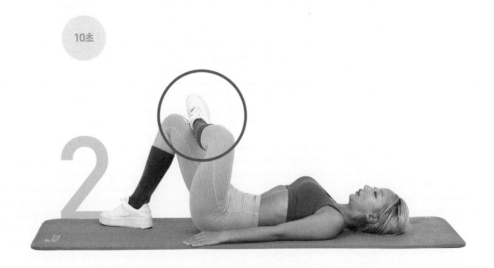

1 무릎을 구부린 채로 천장을 보고 누워요.
2 한쪽 다리를 다른 쪽 허벅지 위에 올려요.

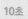

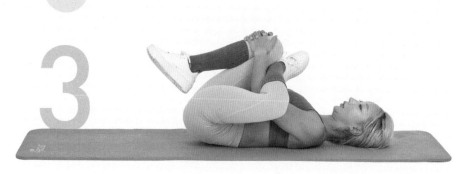

3 양손으로 구부린 무릎을 감싼 뒤 가슴 쪽으로 당겨 그대로 자세를 유지해요. 반
   대쪽 다리도 똑같이 해주세요.

허리 통증에 나쁜 운동

  허리 디스크가 있거나 평소 통증이 있는 분, 복부 힘이 약한 분들은 허리를 구부리고 상체
를 숙이는 동작을 할 때 조심하세요. 특히 누워서 다리를 위아래로 올렸다 내렸다 하는 복근
운동을 할 때 허리가 다리의 무게를 버티지 못해 무리가 가는 경우가 종종 있어요. 허리가
안 좋은 분들은 평소 코어 운동을 많이 해서 복부 힘을 기르는 것이 좋아요.

5. 피부 관리 방법이 알고 싶어요.

  한때 저도 피부에 좁쌀 여드름이 많이 나고, 다크서클도 진하며, 매일 아침 얼굴이 퉁퉁 부
어 있던 시절이 있었어요. 그런데 이런 고민과 문제들이 정말 신기하게도 운동을 시작하고

완전히 해결되었어요. 운동을 통해 노폐물 분비가 원활해지고 혈액순환이 잘 이루어져서 피부가 정말 좋아졌어요. 운동을 시작한 뒤 제일 먼저 효과를 본 곳이 피부였답니다.

혈색 또한 밝아지면서 '건강해 보인다', '더 예뻐졌다'라는 이야기도 많이 들었어요. 운동이 모든 피부 고민의 답은 아닐 수 있지만, 그래도 긍정적인 효과를 남기는 건 확실해요. 최소한 혈색은 확실히 밝아져요.

6. 보기 싫은 승모근을 없애는 방법이 있나요?

승모근은 목과 어깨 사이에 위치한 평평한 삼각형 모양의 근육으로, 여자분들이 굉장히 민감하게 생각하는 신체 부위 중 하나예요. 승모근이 필요 이상으로 발달하면 얼굴선이 날렵해 보이지 않거든요. 특히 여름철 어깨가 드러나는 옷을 입을 때나 웨딩드레스를 입을 때 눈에 제일 먼저 띄는 곳이기도 해요.

먼저 승모근이 생기는 이유를 알아볼게요. 가장 대표적인 원인은 바로 '자세 불량'이에요. 평소 어깨를 펴지 않고 움츠린 자세로 노트북이나 휴대폰을 하거나, 무거운 물건을 자주 들거나, 어깨를 많이 사용하고 제대로 풀어주지 않은 경우 승모근이 생기기 쉬워요. 더구나 이를 방치하면 거북목, 일자목 같은 나쁜 자세와 어깨, 목 통증까지 유발하기 때문에 미용이 아니라 건강을 위해서 승모근은 꼭 해결해야 해요.

승모근을 없애는 가장 효과적인 방법은 평소에 바른 자세를 유지하려고 계속 신경 쓰는 거예요. 여러분이 4주 제로 홈트를 하는 동안 아마 이 문장을 제일 많이 봤을 거예요. '어깨는 귀와 멀리 떨어지도록 아래로 당겨주세요'. 이 내용이 승모근 해결의 열쇠랍니다. 항상 어깨를 아래로 끌어내려서 귀와 어깨가 멀어진 상태로 생활하고 운동하면 승모근이 저절로 없어지게 되어 있어요. 지금 이 책을 보는 여러분의 어깨는 어떠한가요? 다시 한 번 올바른 자세를 해보세요.

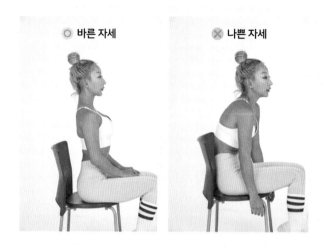

○ 바른 자세 ✕ 나쁜 자세

실은 저 역시 엄청난 목선 콤플렉스를 갖고 있었어요. 얼굴이 작은 편인데도 불구하고 어깨가 솟아 올라와서 턱선이 날렵하게 보이지 않았거든요. 자세가 좋지 않으니 혈액순환도 잘 안 돼서 턱에 살도 많이 붙었어요. 그런데 운동을 알고 자세 교정을 하면서 어깨 라인 고민이 완벽하게 해결됐답니다. 항상 자세를 신경 쓰고 고치겠다는 의지가 있다면 여러분 몸의 승모근도 분명 사라질 거예요.

7. 운동은 아침, 저녁 중 언제 하는 게 좋나요?

이 질문도 많은 분들이 하는 것 중 하나인데 제가 추천하는 단 하나의 방법은 '자신이 할 수 있는 시간에 하기'예요.

사실 운동이 언제, 어느 시간에 더 효과가 있다기보다는 각자의 생활 패턴과 신체 리듬에 따라 본인이 하고 싶을 때 혹은 제일 편안한 시간이나 집중이 잘 되는 시간에 하는 것이 최고예요. 중요한 건 '언제 하느냐'가 아니라 '얼마나 꾸준히 하느냐'이니까요.

8. 운동할 때 손목이 아파요!

누군가의 도움 없이 혼자 운동할 때 제일 많이 신경 쓰이는 부위 중 하나가 손목이에요. 주로 엎드려서 버티는 자세, 즉 체중을 손목에 싣는 운동을 하다가 손목에 무리를 줄 수 있어요. 그리고 청소, 설거지, 무거운 물건 옮기기 등 평소 일상에도 손목을 사용하는 일이 많기 때문에 한번 통증이 생기면 잘 낫지도 않을뿐더러 부상도 생기기 쉽죠. 이토록 여리고 약한 손목 건강을 사수하기 위한 방법을 알려드릴게요.

손목 보호대 착용하기

손목 보호대는 손목을 고정시켜주고 압박해주어서 통증 완화, 부상 방지에 도움을 줘요. 손목 보호대는 약국에서 쉽게 구매할 수 있어요.

손목으로 버티는 운동을 할 때의 바른 자세

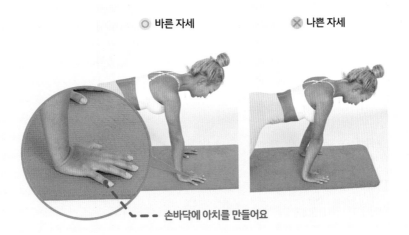

○ 바른 자세   ✕ 나쁜 자세

- - ▶ 손바닥에 아치를 만들어요

손을 바닥에 짚고 버티는 자세를 할 때 손목의 모양이 정말 중요해요. 평소 우리는 발의 아치를 중요하게 생각하잖아요? 손목도 마찬가지예요. 손을 바닥에 가져다 댈 때 손에 '아치'를 만들어주세요. 먼저 양 손가락을 쫙 펴서 손가락 사이 간격을 균등하게 만든 뒤 손바닥만이 아니라 손가락의 힘도 이용해 바닥을 짚고, 손바닥과 매트 사이에 약간의 간격이 생기도록 아치를 만든 상태에서 운동해요. 그러면 손 전체에 힘이 고루 실려서 손목에만 무리가 가지 않아요.

9. 홈트족도 운동복이 필요할까요?

저는 집에서 홈트를 할 때도 헐렁한 옷보다 몸에 딱 붙고 신축성이 좋은 운동복을 입는 것을 추천해요. 헐렁한 옷을 입으면 몸의 움직임을 자세히 볼 수 없거든요. 배, 다리, 가슴 등 몸의 모든 부분이 잘 드러나야 호흡과 자세가 제대로 이뤄지는지 알 수 있어요.

게다가 요즘에는 정말 예쁜 운동복이 많죠. 특히 저는 맘에 쏙 드는 운동복을 입으면 운동을 더 열심히 해야겠다는 동기 부여까지 되더라고요. 기분이 좋아져서 운동이 평소보다 더 잘되는 기분도 들었어요. 여러분도 마찬가지일 거예요. 그러니까 평소 집에서 입는 실내복이나 잠옷 대신 본인에게 어울리고 편안한 운동복을 찾아보세요. 예쁜 원피스나 외투를 구입하는 것처럼요. 운동복도 색, 디자인, 소재가 다양해서 쇼핑하는 재미가 있답니다.

덧붙여 운동복은 땀으로 인해 쉽게 오염이 되는 편이에요. 저는 운동복은 입은 후에 바로 세탁해요. 그렇기 때문에 세탁이 편하고 변형이 없는 소재의 운동복을 고르는 것도 중요해요. 이건 제가 운동복을 살 때 무조건 고려하는 필수 조건 중 하나예요.

10. 운동할 때 식단 관리는 어떻게 하나요?

다이어트할 때 운동보다 더 중요한 건 식단 관리예요. 일단 다이어트의 공식 식단은 '닭가슴살, 고구마, 현미밥, 바나나' 등이지만 불가피한 약속이나 술자리가 있는 날엔 이런 음식을 먹기가 힘들죠. 사실 약속이 없다고 해도 매일 저렇게 먹는 것은 100% 불가능해요. 그래서 저는 완전한 다이어트 식단은 혼자 밥을 먹을 때나, 운동 전후 한 끼 정도만 먹는 것을 추천해요.

단백질(다이어트에 가장 중요한 영양소)	탄수화물
닭가슴살, 달걀 흰자 3~5개, 두부, 흰살 생선, 지방 없는 살코기, 콩	현미밥, 쌀밥 반 공기, 고구마, 바나나, 단호박
필수 지방	기타
견과류 한 줌, 오메가3	물과 채소(많이 먹을수록 좋아요)

위의 식재료가 고루 섞인 식사를 하면 다이어트에 도움이 되고 건강에도 좋아요. 무엇보다 살은 단기간에 빨리 빼려고 할수록 요요 현상이 올 확률이 높아져요. 그러므로 다이어트는 평생 하는 것이라고 마음먹으면서, 건강한 식단도 잠깐 하고 그만두는게 아니라 앞으로 아예 식습관을 바꾸려고 노력해야 해요.

매콤한 음식을 먹으면 달콤한 디저트가 먹고 싶고, 오늘 떡볶이를 먹으면 내일도 먹고 싶어져요. 우리는 늘 '오늘만 먹어야지'라고 다짐하지만, 실은 '오늘만'이란 건 없어요. MSG와 탄수화물의 어마무시한 중독에서 그만 빠져나와야 해요.

하지만 식습관이 한 번에 혹 하고 바뀔 리는 없죠. 저 역시 한때는 라면, 프링글스 과자를 입에 달고 살았어요. 하루 세 끼를 생라면과 끓인 라면만 먹을 정도로 인스턴트 식품 마니아였죠. 물론 지금은 음식 재료의 간을 싱겁게 조리해서 먹고, 그런 음식이 맛있다고 느낄 정도로 입맛이 바뀌었지만 이렇게 되기까지 엄청난 노력이 있었어요. 오늘은 어제보다 덜 짜게 먹기, 다음 날은 더 싱겁게 먹기, 이렇게 조금씩 입맛을 바꿔가야 해요.

제일 중요한 건 음식 앞에서 무너지지 않는 태도예요. 그래서 다이어트 중에 '무조건 건강한 식단을 지킨다'보다 '음식을 적당히, 천천히 먹는다'라는 생각을 갖고 적당히 섭취한 뒤 수저를 내려놓는 연습이 중요해요. 사람 심리가 '먹지 마', '안 돼'라고 하면 더 먹고 싶고, 더 하고 싶어지는 법이거든요. 식이를 지나치게 제한하면 오히려 눈앞에 군것질거리나 맛있는 음식이 생겼을 때 무너지기 쉬워요. 그러면 좌절감이 꼬리에 꼬리를 물고, 자신이 싫어지며 난 역시 안 된다는 자괴감에 빠지죠.

그러므로 살을 뺀다는 생각 대신에 올바른 식습관을 만든다고 생각하면 좋겠어요. 스스로 양을 조절하고, 자제하고, 기분 좋게 먹은 뒤 운동하는 습관을 들이는 게 정신적·육체적으로 최고라고 생각해요.

11. 근육통이 꼭 있어야 운동이 잘된 건가요?

제 경험을 바탕으로 이야기해드릴게요. 정답이라기보다는 주관적인 견해이므로 참고만 해주세요. 단도직입적으로 말하자면 저는 근육통이 없어도 운동이 잘된 것이 맞다고 생각하지만, 이건 경우에 따라서 조금씩 달라요.

만약 칼로리 소모를 초점에 두고 유산소 운동을 했다면 근육통이 없어도 괜찮아요. 그러나 특정 부위를 탄력 있게 만들고 근육량을 늘리고 싶다면 근육통이 있어야 운동이 제대로 됐다고 생각해요.

더 정확히 말하면, 일단 몸을 움직여서 칼로리 소모를 했다면 운동 자체는 된 거예요. 하지만 애플힙을 기대하고 스쿼트나 런지를 했는데 엉덩이나 다리에 근육통이 없는 경우, 혹은 등 근육을 기대하고 풀업 운동을 했지만 등에 근육통이 느껴지지 않거나 이상하게 목만

뻐근하고 아프다면 내가 목표한 운동을 제대로 하지 못한 거예요.

우리가 원하는 근육은 이렇게 만들어져요. 운동을 통해 근육이 자극을 받아 상처를 입게 되고, 그 과정에서 근육통이 생기며 여기서 영양 섭취와 휴식을 통해 근성장이 이뤄져요. 그러니까 근육에 제대로 자극을 주지 못하면 통증도 느끼지 못해요. 자극이 생기지 못한 이유는 크게 다음과 같아요.

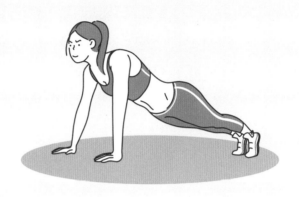

첫째, 운동 강도가 너무 낮았다.

둘째, 운동하고자 하는 부위를 제대로 고립Isolation시키지 못했다.

셋째, 위의 이유로 고립이 안된 채 몸을 그냥 움직이기만 했을 뿐이다.

일단 첫 번째 이유에 대해서 설명하자면, 몸은 신기할 만큼 적응 능력이 빨라요. 아무리 걷고 또 걸어도 다음 날 다리에 근육통이 바로 생기진 않아요. 이미 우리의 다리는 걸어다니는 움직임에 익숙해져 있기 때문이죠. 매일 1kg짜리 아령을 드는 운동을 반복하면 처음엔 힘들지만 나중엔 힘들다는 느낌조차 없이 가뿐하게 하게 돼요. 몸이 적응하기 때문이에요. 그래서 운동을 할 땐 강도, 횟수, 방법 등을 계속 바꿔야 몸이 변하는 데 도움이 돼요.

그리고 두 번째와 세 번째 이유인 '고립'. 사실 고립은 운동 초보자분들에게 굉장히 어려운 개념일 거예요. 일단 웨이트 트레이닝은 기본적으로 고립 운동을 통해서 이뤄지는데, 그래서 헬스장에서는 초보자분들에게 프리웨이트 트레이닝(덤벨, 바벨을 이용한 운동)보다 기구를 통한 운동을 주로 추천해요. 단련하려는 부위만 수축·이완해서 효과를 볼 수 있도록 도움을 주는 게 기구의 역할이거든요.

고립이란 쉽게 말해서 근육을 만들고자 하는 부위만 고립시켜 운동하는 것을 말해요. 예를 들어 팔 운동으로 설명하면, 손에 물병을 들고 있다는 가정하에 팔을 구부려서 움직이면 팔 근육 운동이 되는 거예요. 이때 어깨나 손목은 움직이지 않아요. 오직 팔꿈치만 움직이는 거죠.

만약 다른 부위가 움직여서 고립 운동이 제대로 이루어지지 않으면 원하는 부위가 자극을 받지 못해요. 그래서 일단 몸을 움직이면 다이어트에 도움이 되긴 하지만, 정말 원하는 부위를 집중적으로 운동하고 싶을 때는 먼저 정확한 자세 연습이 필요해요. 만약 팔뚝살을 빼는 운동 영상을 보고 따라 했는데 아무리 해도 팔에 근육통이 생기지 않는다면, 일단 운동을 무조건 따라 하기 전에 동작을 몇 번이고 반복해서 보고 자세를 정확히 숙지한 뒤에 하는 것을 추천해요.

앞에서 말했지만 몸은 우리 생각보다 더 기억력이 좋아요. 반복된 운동을 통해 근육 트레이닝이 되면 다음번엔 자세나 동작이 지난번보다 훨씬 잘되는 경험을 하게 될 거예요. 이렇게 운동에 익숙해지면 나중엔 강도를 높여주거나 자세를 조금씩 변형해서 다른 방법으로 트레이닝을 하세요. 그러면 근육통을 느낄 확률이 높아져요. 저 역시 운동하고 나면 다음 날 아침마다 근육통 때문에 일어나기가 힘들 정도예요. 대신 근육통이 느껴질 때마다 어제 운동이 제대로 됐구나 하는 마음에 뿌듯하답니다.

12. 운동할 때 쉬는 시간을 꼭 가져야 하나요?

운동할 때는 중간중간 쉬는 시간을 갖는 것도 중요해요. 특히 유산소 운동은 동작을 하는 동안 숨이 가빠지기 때문에 쉬는 시간을 통해 호흡이 다시 원활하게 돌아오도록 해줘야 해요. 그래야 뇌에 산소 공급이 잘 이루어지거든요. 물론 한없이 쉬는 건 좋지 않아요. 딱 필요한 만큼만 쉬고 곧장 다시 운동을 시작하세요.

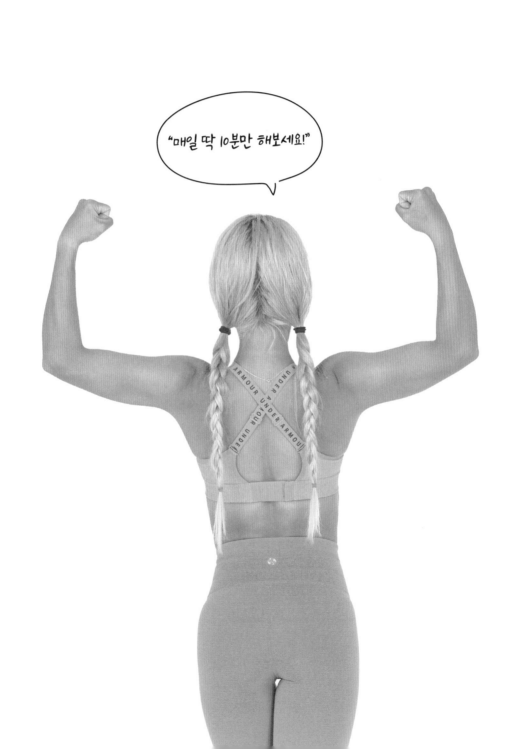

하루 10분 자세 교정으로 숨은 라인을 되살리는

콩필라테스 제로 홈트

초판 1쇄 발행 2020년 12월 08일
초판 2쇄 발행 2020년 12월 16일

지은이 김은지
펴낸이 김선준

기획편집 배윤주
편집2팀장 임나리
디자인 김세민
마케팅 권두리, 조아란, 오창록, 유채원
경영지원 송현주
사진 스튜디오데얼 방문수

펴낸곳 포레스트북스 **출판등록** 2017년 9월 15일 제 2017-000326호
주소 서울시 강서구 양천로 551-17 한화비즈메트로1차 1306호
전화 02) 332-5855 **팩스** 02) 332-5856
홈페이지 www.forestbooks.co.kr **이메일** forest@forestbooks.co.kr
종이 (주)월드페이퍼 **출력·인쇄·후가공·제본** (주)현문

ISBN 979-11-89584-94-8 (03510)

포레스트북스(FORESTBOOKS)는 독자 여러분의 책에 관한 아이디어와 원고 투고를 기다리고 있습니다. 책 출간을 원하시는 분은 이메일 writer@forestbooks.co.kr로 간단한 개요와 취지, 연락처 등을 보내주세요. '독자의 꿈이 이뤄지는 숲, 포레스트북스'에서 작가의 꿈을 이루세요.